在生命尽头
拥抱你

临终关怀
医生手记

DEATH
IS BUT
A DREAM

[加] 克里斯托弗·克尔
[美] 卡琳·马多罗锡安 著
胡晓姣 陈晓巍 骆子君 译

中信出版集团 | 北京

图书在版编目（CIP）数据

在生命尽头拥抱你：临终关怀医生手记/（加）克里斯托弗·克尔，（美）卡琳·马多罗锡安著；胡晓姣，陈晓赟，骆子君译. -- 北京：中信出版社，2021.4
书名原文：Death Is But a Dream
ISBN 978-7-5217-2389-2

I. ①在… II. ①克… ②卡… ③胡… ④陈… ⑤骆… III. ①临终关怀—研究 IV. ①R48

中国版本图书馆CIP数据核字（2020）第 209316 号

在生命尽头拥抱你——临终关怀医生手记

著　　者：[加]克里斯托弗·克尔　[美]卡琳·马多罗锡安
译　　者：胡晓姣　陈晓赟　骆子君
出版发行：中信出版集团股份有限公司
　　　　　（北京市朝阳区惠新东街甲 4 号富盛大厦 2 座　邮编　100029）
承　印　者：北京盛通印刷股份有限公司

开　　本：880mm×1230mm　1/32　　印　张：7.25　　　字　　数：170 千字
版　　次：2021 年 4 月第 1 版　　　印　次：2021 年 4 月第 1 次印刷
京权图字：01–2020–4341
书　　号：ISBN 978–7–5217–2389–2
定　　价：49.00 元

坚强的女性一直是我生命中的支柱。家中女性无论长幼，都在为我默默付出，上有抚养我成人的祖母和母亲，下有我抚养长大的一双女儿。

谨以此书献给她们。

致我的祖母维奥莉特，

您不畏世事艰难，从容面对人生的苦难。您从不与愚蠢的男人多言，不屑也不愿。在儿孙眼中，您聪慧幽默、温暖纯良。

致我的母亲雪莉，

您永远把他人的需求看在眼里，您脾气大，本事也大。我一年级的老师曾"奉劝"您对我"别期望太多"。妈妈，感谢您当时哈哈大笑，不以为意。无论是过去还是现在，您总让一切成为可能，让生活充满奇迹。

致我的女儿鲍比，

你 3 岁时曾指着月亮问我："月亮是你做的吗？"我说不是，你很难过，于是我给了你一样更好的东西——一匹马。当你抚摩它的鬃毛时，它也在抚慰你的心灵，你们共同开启了一段旅程，去探索生命中的热情和人生的目标。有那么几天，我更喜欢看你骑在马上，但有生之年的每一天——现在和未来——我对你的爱会一直有从地球到月亮再回到地球那么长！

致我的女儿玛迪，

你让我们懂得，真正的奖赏其实并不属于赛跑冠军，也不属于任何比赛。善良是无价的。事实上，好人就会成为英雄，而你，就是我的英雄。

你们都是坚强的女性，这一点不需要旁人对我讲。
从来都不需要。因为我一直都知道。

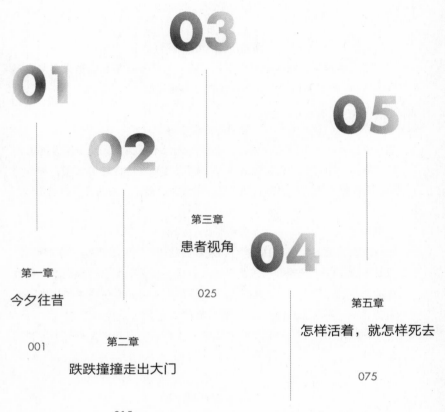

目 录

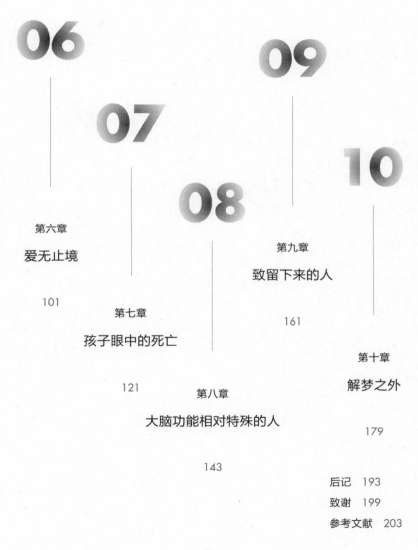

译者序

　　2019 年底，合作多年的主编萌瑶老师发来 *Death Is But a Dream*（《在生命尽头拥抱你》）书稿，主题是临终关怀，书稿立即引起了我的兴趣。世人对待死亡话题素来多有避讳，而听来温暖的临终关怀行业对多数人而言，仍透着沉重和伤感。但本书会告诉我们，患者在离世过程中总会经历各种临终梦境，这些梦境能让他们回到过去，不仅可以去见最想见的人，还可以对往事进行"编辑"，弥补今生的遗憾。这个过程，能让人们平静而有尊严地离开这个世界。

　　随着医疗水平不断提高，延长生命变得越来越容易，但有尊严地死去却变得越来越难。正如书中所写，医学的本质应该是生命之间毫无保留的相互关照，医生和家属都应该尽可能多地倾听、了解患者的内心感受。然而，许多患者在弥留之际浑身插满各种管子，连接着维持生命的机器，在 ICU（重症加强护理病房）里孤零零地离开这个世界，都没来得及和亲人做最后的告别。一方面，临终患者要承受巨大的生理和心理创痛，可能他们也有书中主人公那样的临终梦境，可能他们最后也有小小的心愿想要实现，但被切开喉咙连上呼吸机之后，他们便只能沉默而遗憾地离开这个世界。另一方面，患者家属也会因为"救或不救"的手术签字问题备受煎熬。应该如何解决这个问题呢？

　　在翻译之余我们了解到，北京生前预嘱推广协会推出了"掌上我的五个愿望"微信平台应用，鼓励大家在健康和清醒的时候对生命尽头的重要事项预先做出安排，在最后时刻保持更多尊严。"我的五个愿望"即我要或不要什么医疗服务，我希望使用或不使用生命支持治疗，我希望别人怎样对待我，我想让我的家人和朋友知道什么，我希望谁帮助我。通过这种方式，每个人可以充分表达自己的意愿和需求，做出自己的选择，家属也可以据此遵从患者的想法，陪伴他们安然走过最后一程。不论是患者还是家属，都能从临终关怀中获得极大的安慰与解脱。这个应用所倡导的生命态度，与本书作者的理念不谋而合。

本书从拿到原稿到确定译稿，前后花费了近一年时间，期间与本书作者之一克里斯托弗·克尔博士沟通的邮件有三十几封，他总是耐心地为我们答疑解惑。克尔先生为人坦诚、友善，具备极强的专业精神，我们从合作者慢慢变成朋友，他也会分享自己所在的布法罗临终关怀中心的近况，分享自己对生命和死亡的理解，分享他对当下全球疫情防控形势的看法。

感谢我的弟子陈晓赟和骆子君，两人合作默契、态度严谨，具备极高的译者素养；感谢萌瑶老师提供的选题，让我们有机会为国内读者呈现走向死亡的从容与安详；感谢本书的策划杨洁老师和责编张艳老师，两位的智慧劳动为本书增色许多；还要感谢一直负责联络、协调的雪梅编辑。愿各位读者在捧读之余，能静心思考死亡这个人生终极话题，也能坦然接受生命最终的归宿。

很庆幸遇见这样一本书，希望它能给每位读者带去慰藉和温暖。

胡晓姣

2021 年初春于天津

序言
（给中国的朋友）

新冠肺炎病毒肆虐全球，不仅造成大量死亡，还将我们与彼此、与所爱的人分隔开来。悲痛的亲属向我们传来消息，他们用亲身经历证明，若无法在告别之际握住所爱之人的手，像此前一样陪在身旁，给予安慰，而只能被动听闻所爱之人离世的消息，他们会受到更具"毁灭性"的打击。现在的我们变得更加脆弱——彼此之间难以联络且无能为力，时刻担心临终的亲人不仅要受苦，还要与外界分离，无依无靠。

作为一名临终关怀医生，几十年来我一直陪伴在临终患者床边，亦因此意识到，再孑然一身的患者也极少会真正孤苦伶仃地离去。生命终结不只是医学论题，临终过程也不只是肉眼所见的生理痛苦。若医学难以继续对抗疾病，自然规律就会发挥效力，死亡也会展现其本质，即人类的一种经历——不仅昭示生命的结局，也为人们走进自己的内心创造契机。通过交谈或梦境，临终者常常有意无意地回忆起生命中最美好的部分和最重要的事情。临终的过程包括警觉水平改变以及睡眠深度渐增。这些状态完全不同于精神混乱，因为临终患者会清晰而深刻地描述一种安详、宁静的临终体验，其中包含许多抚慰心灵的主观体验（例如临终梦境）。记录患者临终经历的最新研究表明，大多数患者辞世时看到的不是医用导管或监测器，而是已故亲人的脸庞。这些观察结果呈现的不只是临床知识，在整个历史和不同文化中都有相关记载。这样的体验并非在否定死亡的事实，恰恰相反，而是在肯定那注定往某一方向走去的生命，并让临终患者重回他们最爱的人身旁，重温他们最珍视的往事。

真正理解临终过程意味着要倾听那些真正面对生命终结的人。在生命的最后阶段，他们很少谈论存在主义，不会发表热情澎湃的宣言，没有因信仰而发的顿悟。他们真正谈论的是爱。临终关怀牧师克丽·伊根在文章《我的信念：人们去世前会说什么》中写道："大多数时候，他们（临终患者）聊的是家人——父母和子女。他们会说起自己感受到的爱，付出过的爱……当我们开始提出那些重要的精神问题并追寻其终极答案时，这份爱才得到淬炼。"当老年患者与童年时失去的父亲或母亲重逢，当孩子们谈到死去的宠物回来安慰他们，当母亲怀抱着失去已久的婴儿时，我总会想起伊根的这段话。临终患者看到了一个世界，在那里，人们的情感关系决定了自身的目标和真实成就。89 岁的贝弗莉是位慢性阻塞性肺疾病患者，对于她来说，临终体验帮她找回了从前的爱之源。贝弗莉在童年时一直由冷漠无情的"施虐狂"母亲控制着。站在死神门前时，她的梦境带她找回了当时唯一的爱，即父亲对她无条件的爱。她看到自己重新体验了一遍童年时常做的事：高兴地跟着父亲送邮件，两个人手拉手一起走，这个场景支撑着她走过年少的时光。在贝弗莉快要离世的时候，对她来说最重要的就是父亲的爱传递出的温暖，带她回到过去又重返当下。

我甚至见过一些人，在经历了一生的折磨之后，在最后的夜晚从美妙的梦境中获得平静和安慰。对于自二战以来一直饱受折磨的杰克来说，给他带来痛苦的梦境终于在临近死亡时画上了句号。回到当年驻扎的位置，杰克梦见自己总算能在散兵坑休息，让别人去放哨了，他表示这样的梦境给自己带来了最后的平静。作为一名医生，我不需要对这些事件加以解释或进行医学干预。相反，我学会了尊重人类的精神力量，这股力量总能治愈患者心中曾经受伤或破碎的部分。我们只看到呼吸机和病房，而临终之人感受到的是爱、存在，甚至是已故亲人的抚摩。他们重温被他人拥抱和珍视的记忆，这是生命的升华，而非消逝。他们教会我们，生活中最美好的部分永远不会真正消失。这似乎很清楚：人类经验的总和，绝非取决于弥留时刻，也不会只剩下弥留时刻。

对那些患者家属来说，握住临终亲人的手确实可以减轻悲伤，这也许算是小小的慰藉。但只有当他们明白离世过程不只有我们看到的痛苦，死亡也许不像他们所恐惧的那样，感觉孤立无依，这些生者的悲痛才可能真正得到缓解。若一种存在形式缺失，另一种形式便会从内心最深处浮现，这种形式会弥补疾病引起的孤立无依感。若医学再也无法修复一颗破碎的心，其他鲜为人知的力量便会介入修复。

归根结底，我们见证或想象亲人离世的方式，会深刻影响我们追思他们的方式。虽然没有任何语言能够减轻悲痛或令人摆脱失去亲人的现实，但我们这些在临终患者病床边工作的人可以证明，在看似最孤独的死亡面前，患者们确实体验到了爱与意义，甚至还有优雅。临终之人往往会回顾他们一生中最美好的时刻，离世时与所爱的人或事物紧密相连，不再孤单。

而今天，我们知道还有穿着防护衣、戴着口罩的陌生人守在患者的病床前，替那些无法陪护的家人和朋友守护他们，这一点令人心安。或许只有在这样黑暗的时刻我们才会再次想起，身处困境时，共同的人性往往会让人类同心戮力，我们从来不是孤身一人。

克里斯托弗·克尔

于 2021 年 3 月

引言

研究疾病，可获得解剖学、生理学和生物学智慧；研究患者，
可获得人生智慧。

——"医学桂冠诗人" 奥利弗·萨克斯

艾滋病晚期患者汤姆来到临终关怀中心时年仅 40 岁。与我的大部分患者不同，他的身边没有一个亲人。自始至终，没有一个人来探望过他。他是个坚忍的人，所以我在想，没人来探望他不是因为他是孤家寡人，而是他根本不想让人来。或许，他就是以这种方式拒绝别人看着自己死去。

虽然纳闷，但是出于对患者隐私的尊重，我也没有问过汤姆这件事。尽管赢弱不堪，他的身体仍能看出肌肉的轮廓。鉴于他年纪较轻，又常锻炼，我认为他的身体应该能很好地适应延长生命的治疗。汤姆入住临终关怀中心不久，我就到护士站公布了自己对他的治疗方案："我觉得我们可以对汤姆进行静脉注射抗生素加输液，让他活得久一点。"

护士长南希在临终关怀中心工作的时间比我长得多。她工作起来得心应手，其他人也都指望着她。虽然我知道南希一直快人快

语，但她的话还是直接得出乎我的意料："太迟了。眼看他就快不行了。"

我问她："哦，真的吗？"

她回答道："嗯。他总是梦到自己去世的母亲。"

我尴尬地笑着——这话我可不信。于是我反驳了回去。

"我不记得医学院有'解梦'这么一门课呢。"

南希不甘示弱地回道："年轻人，那你缺的课肯定不是一星半点了！"

当时我 30 岁，是一名心脏病学研究员，正在完成我的专科培训，周末去临终关怀中心工作赚钱糊口。南希是一位经验丰富的老护士，对理想派的年轻医生很不耐烦。别人要是不自量力，她总会一个白眼翻过去，以示不屑。

我继续自己的工作，想方设法利用现代医学让汤姆多活几周，甚至是几个月。彼时他已全身感染，我们给他开了抗生素；他又严重脱水，我要求给他挂生理盐水的点滴。我尽医生所能延长他的生命，但汤姆还是没能熬过 48 小时。他死了。

南希对汤姆"命不久矣"的估计是正确的。但她是怎么知道的呢？难道仅仅是因为悲观——目睹这么多患者的死亡使她变得麻木不堪了吗？她真的是根据患者的梦来预测其余寿几何吗？南希从事临终关怀工作 20 多年，这份工作让她逐渐学会从主观视角看待死亡，而这个视角于我而言十分陌生。因为我作为医生所接受的培训和专业知识，都告诉我要避开这个视角。

和许多医生一样，我认为死亡是人类最大的敌人，对此我从未怀疑过。我了解盲目干预，即尽一切所能让人保持意识和呼吸，但几乎从未考虑过这个人可能希望自主选择死去的方式，也几乎从未想过一个必然的事实：死亡终究是不可避免的。在我所接受的医学教育中，这个部分是缺失的。我作为一名医生，并不理解对死亡的主观体验为何会与医生这个职业产生瓜葛。

然而，我的那些即将辞世的患者出现临终梦境和幻觉的次数越来越多，于是我终于意识到，无论是在临床层面还是在人性层面，这种现象都是值得关注的。作为一名临终关怀医生，我曾守护在无数患者的床前，面对死亡，他们常会谈到爱，意义，还有优雅。他们告诉世人，要将关注点放在人生意义上，即使病入膏肓，依然要心存希望。随着病情不断恶化，优雅和勇气也会不断碰撞，常会让那些临终患者及其亲人获得新的感悟。这一感悟往往与"珍惜生命"的普遍观点相悖。这种体验包括临终梦境和幻觉，两者都表明患者此时生命趋于完整，自我认知也更加准确。这种体验给人力量，激动人心，通常出现在生命的最后几天或几小时，由患者的无数个顿悟人生、重拾自我的瞬间构成。临终梦境和幻觉通常标志着患者从无限痛苦向坦然接受的过渡，如此他们便能平静而从容地面对死亡。患者总是将这种梦境和幻觉描述为"比现实还要真实"，而且每个人的临终梦境和幻觉都是独一无二的。

临终体验主要体现为自我理解、具体联系、个人经历、非常事件等。这些体验由许多图像和场景组成，它们从一个人的生活经历中截取而来，而非源于对那些遥不可及的大事件的关注。这些场景可能是和所爱的父母在林中漫步；可能是与亲密的家人开车兜风或是郊野垂钓；可能是看似平淡的细节，比如所爱之人衣物的材质或颜色，爱马的鼻子吹出的温热气息，还有童年旧居后院里棉白杨那闪亮的叶子发出的沙沙声响。再见离世已久的亲人令患者心安，旧日的创伤被抚平，未知的结局要收场，今生的矛盾要被重新审视，能给的原谅也不要吝惜。

我们要在医疗实务中融入这样的认知和理念：诸位医生同行需要其患者的配合、参与。临终体验应被视为人类韧性的体现，这种积极向上、鼓舞人心的韧性不断激励着人类。同时，临终体验还证明人类生来便具备一种内在的、影响深远的精神力量，能够自给自足、自我修复、保持优雅、存有希望。这些临终体验帮助患者在生命尽头重拾人生意义，帮助他们拿回在这种体验中的话语权。这对承受丧亲之痛的亲人来说也是福祉，看到所爱之人安详离世，他们也会得到莫大的安慰。

这种临终前的主观体验也是一种强有力的提示——人生中的爱与美总是在最不经意间展现出来。在临终之际要求进行姑息治疗的患者通常备受身体衰竭症状的困扰，自己却无能为力。彼时的他们最虚弱，也最脆弱，关节疼痛、呼吸困难，没有一刻不在受罪。静脉注射和服用各种药片对他们来说已成为家常便饭，日常的药物治疗有时成了他们身体的延伸部分。这些"新长出来"的东西怎么都甩不掉。于是，患者很可能会经历不同程度的认知、心理以及精神失调。然而，即使时间的车轮无情地碾过他们的身心，许多患者依然会经历临终梦境和幻觉。在这种梦境和幻觉中，他们展现出非凡的认知和敏锐的头脑。

诚然，此处存在死亡的悖论：尽管患者的身体健康状况急转直下，但他们在情感和精神上通常活力犹存，甚至会有新的人生顿悟。死亡造成的生理和心理代价也许无可否认，但也正是这些代价让临终体验带来的情感和精神变化近乎神奇。要公正地评价临终体验，就意味着要对这一悖论做出解释——死亡本身及弥留之际，如何能够超越生理机能衰退及内心的悲痛情绪，促使人们实现精神觉醒，唤醒人们的美丽和优雅？又或者，如广受欢迎的纪实文学《相约星期二》(Tuesday with Morrie) 一书的主人公所说："你知道吗？衰老不只是身体垮掉，更是一种成长。除了行将就木这样的消极状态，衰老也不乏积极意义。"[1] 死亡的过程也是如此，通常来讲，它不仅仅是一个结局，更是一个总结、高潮或顶峰，一个彰显和赞美人性之复杂和高贵的契机，而不仅仅是一个结束。

我希望本书可以帮助濒死的患者及其家人和看护者了解死亡，并赋予他们力量。本书是为那些迟早会"跨过永恒之门"的人，即每一个人而写。本书与生命相关，为生者而作。我的患者中有一部分了不起的人，他们愿意分享到达人生终点前的梦境、想法和感受，我希望能通过他们的故事为各位读者生动呈现出这些非凡的体验。

这些分享体验的人很勇敢，肯尼便是其中一位。他是一位退休的殡仪馆馆长，也是 5 个孩子的父亲，76 岁时离世。就在临终前，他梦见了自己亲爱的母亲，她在肯尼年仅 6 岁时便撒手人寰。随着死亡的临近，他总是在梦中变回小孩，一次又一次听到母亲轻声对他说着"我爱你"。他说，自己甚至能够在病房里闻到母亲身上独有的香气。

还有 91 岁的德布，她退休前是一家百货公司的售货员，是一名缺血性心脏病患者。在她去世的 8 天前，她在房间里"非常欣慰地见到了"6 位已故的家人，其中包括她的父亲。她说："父亲一直在等我。"第二天，她又梦到自己早已故去的姑妈玛莎。姑妈劝她

"放心地走吧"，说话间，她的发小莱纳德便驾车带她一起离开了。

另一位患者西拉时年28岁，一想到自己4岁的儿子即将失去母亲便心痛不已，一直不愿承认自身病情的严重性。这一点不难理解。癌症医院把她送到临终关怀中心，是"为了让她过得舒服点"，这样隐晦的措辞，西拉却以年轻人最乐观的心态按字面意思去理解。就在去世前几天，她还悄悄地跟我们那些对她的病情束手无策的医护人员说："我一定会打败病魔！"但最终西拉还是接受了这一切，因为她看到了已故的祖父。他对西拉说，不想她再承受痛苦。这一幕给了她和她悲痛欲绝的家人放手的勇气。西拉对自己离开人世不再畏惧，最终在其母亲怀里安详离世。

再就是13岁的杰茜卡，她教会我如何应对难以接受之事，即接受一个孩子的离世。当我问杰茜卡梦境对她意味着什么时，她简单地答道："在梦里有人爱我，我就觉得很好。"有时候，我们真的需要孩子般的纯真，引领自己挨过所有难以承受之痛。

如今，现代医学训练本身带有许多偏见。这些偏见致使人们将死亡视为一种失败，因而从中看不到更多东西，也低估了患者临终体验所产生的自我安慰作用。简单来说，医生通常认为临终体验与他们的技术无关。医学生和医师接受的训练，会让他们忽略一切无法测量、成像、活检或移除的因素。

的确，医学界并不擅长解决有关心态的问题，因此，临终前的话语和体验很容易被视为患者漫无边际的东拉西扯。这些患者被认为或存在认知障碍，或备受药物副作用的困扰。他们的话没人在意。当下的医疗模式表明，医学界对临终体验的认知既狭隘又片面。

由单纯针对疾病进行治疗到关怀临终患者，是一种好的转变。在这个过程中，医务人员应当率先垂范，而不是一味否认或用药物抑制这些具有强大影响的临终体验。医学界应鼓励患者及其家人坦诚地与其医务人员分享临终体验，这有助于提升患者的心理健康水平，也有助于医务人员对患者提供更好的护理。对症下药，应当兼顾临终患者的心理健康和精神健康，也要维护患者在生命终点的尊严。

如何实现这种微妙的平衡呢？我认为，除患者外，没人能够回答这个问题，也没人应当回答这个问题。但很多研究人员都不曾直接询问那些濒死之人。他们到底在经历着什么？那些临终梦境和幻觉对他们而言意味着什么？这一切又会对他们的身心状态产生怎样的影响？

之所以如此，主要还是因为医学训练是关乎如何对抗死亡的。自从来到临终关怀中心，亲历了南希护士与汤姆的临终关怀故事后，我终于意识到有必要说服我的同事改变工作方式。我们要把临终体验转换成患者能够理解的语言，而这种语言需要寻找研究支持。因此，我们组织了结构化访谈来收集证据，并提供了大量可量化数据。但想要推动临终治疗改革，切实帮助到患者及其家人，仅靠数据和统计资料是远远不够的。

因此，本书呼吁：让医生回到病床旁，回归他们的根本，去做临终患者的抚慰者，而非做一个不惜一切代价延长患者生命的专业技术人员。这意味着我们要在医疗护理的框架下审视临终体验，并承认其具有医学意义。许多研究表明，尽管临终体验颇具价值和积极意义，但许多患者仍不愿谈及这个话题，因为他们害怕被嘲讽，害怕被问到与医疗合法性相关的问题。[2]同时，许多医生也在一味逃避谈及临终体验，这种普遍存在的疏忽态度进一步孤立了即将离世的患者。[3]患者的内在体验对其本人很重要，对医生而言也应如此。增强我们对临终体验的临床意义及普遍性的认知，有利于缩小目前存在于护理服务和护理需求之间的差距。

医学的飞速发展可能会模糊人性之美，通常会让患者进行不那么舒服的药物治疗，也总会对那些无形的东西予以否定，对其意义不作回应。要想进一步探究科学手段无法解决的人类情感，就要向其他学科借力。对死亡来说尤其如此。自然规律尽显威力之时，医学便再无回天之力。16 世纪的法国哲学家蒙田曾颇具预见性地指出："即使不知如何死去，也无须自寻烦恼；生命即将终结之时，自然规律会即刻为你做全方位指导。一切自有它来安排，而你只需安闲自在。"蒙田说得没错。若人类不再过度运用医疗手段干预死亡进程，而是尊重患者临终前的身心体验，并证实其价值，那死亡便不仅是生命的终结，更能展现出生命的韧性。

关于死亡最丰富、最深刻、最打动人心的探讨，素来源自人文领域，源自作家、诗人和哲学家。这类探讨久远而广泛，上可溯至古希腊，散落于佛教和伊斯兰教文献以及中国、西伯利亚、玻利维亚、阿根廷、印度和芬兰的纷纭传说中。有意义的临终梦境和幻觉在世界各地的宗教和神圣传统中都得到了认可。《圣经》、柏拉图的《理想国》和中世纪著作中都曾提及临终之梦，比如 14 世纪诺里奇的神秘主义者朱利安的《神圣之爱的启示》(*Revelations of Divine Love*)。临终之梦出现在文艺复兴时期的绘画和莎士比亚的《李尔王》中,也出现在19世纪的英美小说中,更出现在T.S.艾略特的诗歌里。如果说有什么变化的话,那就是医疗干预的死亡过程已经使一种语言变得模糊了。这种语言一直被用来探求人类的生命极限,并且已经成为生者渴望与逝者产生连接的文化需求。

人文主义思想家一向痴迷于对死亡的主观方面进行探究,相比之下,直到20世纪初,人类学家、社会学家、精神分析学家、科学家和医学专业人士才开始认真审视死亡。这些学科主要致力于以比较客观的方式来描述和证明各种假设。毫无疑问,所有解读人类临终状态的观点都有生存空间,但当我们尽力矫正当下社会医疗过度干预死亡的做法时,不同的声音便显得至关重要。这就解释了为什么患者本人及其看护者每每谈及对生命终结之旅的理解时,更喜欢那些充满奇思妙想的温情表述。

都柏林市的爱尔兰皇家科学院的物理学教授威廉·巴雷特在1926年就上述主题写出了自己的首部学术著作《临终幻境》(*Deathbed Visions*)。该书基于威廉对妻子的观察写就。他的妻子是一名产科医生,临终前曾多次说起自己看到一位妇女死于分娩。[4]但对临终梦境这一现象的研究最初将重点放在验证假说上——临终梦境究竟是来世的情景还是超自然现象——忽视了来自患者的声音,而患者的声音才是唯一重要的声音。在西方,近年来关于临终梦境和幻觉的讨论,都是为了证明某些现象,可以体现濒死大脑的神经元效应,也可以体现大脑缺氧的结果。这种路径与过去相比没有什么不同,但这些讨论都阐明了患者的观点是非常重要的。

在描述临终前的主观感受方面，科学具有很大的局限性。因此，我们就不难理解阿图·葛文德的做法了——白日里他是一名外科医生，夜里则变身为公共健康图书作者。他选择引用一篇文学作品来介绍自己对衰老、死亡和医学的深刻思索。《最好的告别》（*Being Mortal*）一书的开头是俄国小说家列夫·托尔斯泰的一篇短篇小说，讲述了主人公伊凡·伊里奇临终前的痛苦经历。[5]同样，神经外科医生保罗·卡拉尼什死后出版的回忆录讲述了自己与癌症的故事，其动人的书名"当呼吸化为空气"（*When Breath Becomes Air*）来自一首名为"卡伊利卡"（*Caelica*，写于1633年）的诗，这首诗由伊丽莎白时代一位名叫布鲁克·福尔克·格莱维尔的男爵所写。[6]还有两个孩子的母亲、诗人尼娜·里格斯，在37岁这样一个令人心碎的年纪被诊断为乳腺癌晚期，她也由此转向了文学创作，把每天在房间里与死神共舞的经历写得令人感同身受。

许多临终患者及其护理人员，一次又一次地转向创作诗歌、戏剧或小说，想通过这些文学作品了解死亡。当身体的病症和机能衰退看似压垮了超脱尘俗的想法时，虚构的小说和创造性作品相比于反映现实的作品反而更能深深地打动绝症患者。垂死的患者，可能比任何人都渴望洞察自身的临终体验，这种体验最初似乎超越了理性，但最终会带来另一个层面的理解。

2015年，我在布法罗市做了一场TEDx（美国的非营利机构TED推出的项目）演讲，阐述了自己坚持根据临终患者的亲口陈述收集数据的意义。紧接着,《纽约时报》《赫芬顿邮报》《今日心理学》《科学美国人脑科学》以及《大西洋月刊》等媒体先后对该研究进行了专题报道。随后,一个纪录片摄制组找到我。仅在第一周内,他们的纪录片预告片在脸书上的播放量就超过了 60 万。显然,尽管医生对"临终梦境"这一话题不感兴趣,公众却普遍被这一话题深深吸引。这种差异本身就说明患者及其所爱之人的心理期许与实际所需间存在差距。

自那时起,人们的反馈便源源不断。患者的家人和朋友给我发来感言,他们不眠不休地守候在濒死的亲人床边,亲眼见证了那些临终梦境和幻觉。这些感言清楚地表明,医疗护理体系需要关注这些经历。

正如临终关怀工作一次又一次所证明的那样,要尽量让患者感觉舒适,其他事情顺其自然就好。死亡不只是为生命落下大幕,它更能给人以启迪。人生的悲剧不是死亡或痛苦,也不是对两者无能为力的事实,而是无法将死亡看作"日薄西山"之外的任何事物。用哲学家艾伦·瓦茨的话来说,人生的可悲之处就在于,"当这些事实出现时,我们会绕圈、呻吟、翻腾、旋转,试图让'我'逃避死亡"。[7] 对我来说,把患者的经历改写成关于生命极限的耐人寻味的故事,意味着在我治疗临终患者时会更加关注死亡所带来的主观体验。

延长生命越来越容易,走得安详却越来越难。我们在生命消逝直至死亡的过程中迷失了方向。大多数美国人想由亲人陪护在家中离世,却最终死在医疗机构里,通常是孑然一身或是由陌生人照料。人们期待的死亡方式,最终总会变成自己害怕的方式——一种消了毒的、毫无尊严的死法。在医疗泛滥的当下，人类有一种更新心灵的需要，而这单靠医学是无法得到满足的。通过探索死亡的抽象体验，我们有机会重新定义死亡过程并使其变得人性化，将与世长辞从一种无力回天的残酷现实变为一种对患者及其亲人来说都具有丰富意义的临终体验。本书阐述了一种可供人们选择的情感和治疗方法，在这种选择中，患者始终是最先考虑的因素。

让患者自己说出他们的需求和珍视的东西，这样我们才可以使死亡过程变得更人性化。用诗人赖内·马利亚·里尔克的话说："并不是因为我们应该慷慨地热爱生命，从不挑挑拣拣，主动将其（死亡）包含在我们的爱中……只是因为我们将死亡排除在外，所以它对我们来说越来越陌生，终将成为我们的敌人。"[8]事实上，垂死的人最害怕的不是失去呼吸，而是失去可以由自己掌控的生命，而后者才是"让生命值得活下去"的理由。

临终前的种种体验证明了我们最大的需要——爱与被爱，有人牵挂，被人滋养，有人记得，也得到原谅。这些体验提供了生命之间的连续性。从这些临终梦境的内容中，我们可以清楚地看到，最重要的宽恕和爱来自家庭。作为医生，我们应该支持和提高患者的自愈能力和自我滋养能力。有时候，这意味着要抽身出来，让汤姆能和久违的母亲团聚，让他得到安慰，还有下文中即将提到的玛丽那样悲伤的母亲，让她们有机会再一次抱起早逝的孩子。

我是一名临终关怀医生，我所有的患者终将死去。尽管这个结果无可避免，但在死亡的黑暗中仍有光明，因为大多数患者找到了一种途径，可以牢牢握住他们所感受到的爱、所珍视的关系和所经历的生活。本书写的，就是他们的故事。

第一章

今夕往昔

总有人千方百计地用简单且平静的话语安抚你，这些话有时会
令你受益良多，但不要以为他就过得无惊无扰……否则他也绝
不可能把这些话说到你心坎儿里。
——"20 世纪最具影响力的德语现代诗人" 赖内·马利亚·里尔克

　　从医之路有起点，有中点，却没有终点。医学生毕业时通常
具备海量的信息和丰富的医学知识，非常渴望将这些运用到患者身
上。接着他们会进入从医的下一阶段——去医院实习。彼时他们对
疾病已经有所了解，但对病因、病况所知甚少：前者发于脏器，后
者因人而异。医学训练的最后一个阶段（也是最重要的一个阶段），
将持续终身。这个阶段的患者如同老师，但愿医学生们也愿意倾听
其心声，虚心采纳其意见。在这个阶段，他们会明白，有时治疗一
颗衰弱心脏的最佳方案是取下听诊器，询问患者心里有什么坎儿过
不去，而不只是问问他们的身体有什么问题。总有一天，就在这些
医学生自以为掌握了医疗科学的时候，他们会遇见一个需要"医

心"的患者。那一刻，这些新手医生会学到终生难忘的"同理心"一课。这也是新手医生后续会学到的众多课程中的第一课，通过这些课程，他们会发现患者的要求可谓五花八门。引导我踏入同理心之门的患者老师，是玛丽。

玛丽是一位 70 岁的老艺术家，是 4 个孩子的母亲，也是我来到布法罗临终关怀中心后的首批患者之一。有一次我到她的病房巡视时，正赶上她的"整支队伍"（她这样叫自己的那些孩子）围在身边，共享一瓶红酒。这是一次低调的家庭聚会。尽管玛丽时而清醒时而糊涂，但她似乎很享受这种儿孙绕膝的感觉。接下来，奇怪的事情发生了。在毫无预兆的情况下，玛丽开始怀抱一个只有她能看见的婴儿。她坐在病床上，好像脱离了当下的时间和空间，正在表演一出戏中的一幕——亲吻怀中那个想象出来的婴儿，对他轻声细语，抚摩着他的头，称呼他为丹尼。更令人震惊的是，这种令人费解的母爱时刻似乎使玛丽沉浸在幸福之中。她的孩子们全都看着我，七嘴八舌地问道："怎么回事？她是产生幻觉了吗？这是药物反应吧？"

至今我都无法对玛丽当时发生的现象及其原因做出解释，但我彼时十分清楚，唯一恰当的反应，就是不对玛丽采取任何形式的医疗干预。没有疼痛需要缓解，没有医疗问题亟待解决。我眼里只看到一个人正在感受一份虽看不见却实实在在的爱。这个场景完全超出了我的医学知识和认知能力的范畴。

汤姆做梦的经历，是南希护士转告我的，我既没有亲眼看见，也无法亲自证实，而玛丽的临终体验则是我亲眼所见。我亲眼看她走向生命旅程的终点，状态绝对舒适、安详。这就是事实，不必驳斥，也无须解释。

我满怀敬畏地看着这一幕，玛丽那几位成年的子女也是一脸震惊。在最初的错愕过后，她的子女们逐渐控制住情绪，这在很大程度上是因为母亲的平静令他们心安。玛丽不需要子女干预此事，也不需要我替她拿主意，更不指望我的哪句话能够改变她人生最后时光的轨迹。她在探寻一处不为人知的内心宝藏。彼时充盈于我们心间的那份感恩与平和，真是前所未有的体验！

第二天，玛丽的姐姐从城外来看她，为我们解开了这个谜团。原来，在玛丽这 4 个孩子来到人世之前，她曾产下一个死婴，名叫丹尼。痛失爱子后，玛丽悲痛欲绝，但她从未对别人说起此事，难怪后来的几个孩子对这个丹尼一无所知。然而在弥留之际，在死神将至之时，玛丽重温了昔日迎接新生命的体验。这一次她明显感受到温暖和爱意，曾经失去孩子的痛苦似乎也有所缓解。临终之时，她重新体验了往日的经历，遗憾得到了弥补。玛丽显然已经能够坦然地接受这一切，看起来也年轻了许多。虽然生理疾患已无法痊愈，但她的精神创伤貌似正得到修复。这个非同寻常的场景出现后不久，玛丽便安详辞世。她的临终体验也改变了我原来对"安详辞世"这几个字的理解。玛丽的临终体验中有种内在的东西，这种东西确实具有治愈性，却并不依靠其看护者（包括医生）的照料发挥作用。

讽刺的是，其实以前我就知道患者既需要医疗护理，又需要精神抚慰。只是在医学院读书时，我非常反感谈论临终前的无形因素，这大概与我年少丧父的经历有关。

最后一次见到父亲时，我 12 岁。至今我都记得当时母亲走出病房跟叔叔说话，房间里就剩下我和父亲两人的场景。他躺在病床上，快要不行了。半晌，父亲开始拨弄我外套上的纽扣，让我做好准备，因为他要带我去加拿大北部的小木屋那儿钓鱼。我知道这个计划不大可能实现，但我也知道不管他在经历什么，都没关系。事实上，当时我很安心，因为父亲看上去很平静，而且我们在一起，他还想带我去钓鱼。直觉告诉我，此番过后，我可能再也见不到自己的父亲了。我伸出手想去摸摸他，此时一位牧师走了进来，将我拉到一旁说："你父亲神志不清了。你该走了。"

那天晚上，父亲便去世了。当时我还太小，找不到恰当的话语来表达丧亲之痛，而这种创伤将会伴我度过余生。

我从未提及此事，更别说与人提起自己在父亲病床前的所见所感了。直到人生过半，我在准备那场关于临终梦境和幻觉的 TEDx 演讲时，那种讽刺之感突然袭来。从某种程度上讲，我一生的工作都可以追溯到童年时期这一对我影响深远的事件，而此前我却从未发现其中的关联。

同父亲一样，我成了一名医生。有种说法也许听来奇怪——如果你厌恶死亡，那医学院是个逃避的好地方。在这里，"死"这个字眼儿少有人提及，更别说患者临终前的种种经历了。医学训练就是为了对抗死亡的，如果死亡是不可逆转的，那么这种训练本质上就是全无意义的（或者在一定程度上是无意义的）。

意识到这一点时，我还是一名负责护理临终病患的住院医师，当时负责预查床。我的工作是完成预查任务，通常每天早晨 5 点左右挨个病床搜集患者信息，要赶在总住院医师正式巡查前一小时完成。"住院医师"这个称呼是再准确不过了，顾名思义，这一职位就是要求医师住在医院里，每周工作 80~100 小时。

那段时间，我沉默寡言而又心神不安地目睹了"停疗"操作，这个简称指的是医生不再关注末期患者的做法。对那些危重病患，我们会弃之不顾，会对那些饱受病痛、急需帮助的患者甩出那句世界上最残酷的话——"我们实在无能为力了"。从医疗层面上看，此时的确没有什么可诊断或可治疗的了；但对一个正在接受训练的医生而言，却什么都没学到。通过一纸文书放弃一个生命这一过程，是我有生以来第一次看到医生放弃临终病患的场景，也是我的医学训练中至关重要的部分。终有一天我会意识到，实际上我们还有很多事可以做：重拾临床医学的人性之美。若疾病无法治愈，我们便用心陪伴那些临终病患，缓解他们的痛苦——不仅限于疼痛治疗。

继内科住院医师之后，我又开始在心脏科做研究员。直到 1999 年，出于一些原因，我开始在布法罗临终关怀中心做兼职。作为一名研究员，我的日子过得实在不宽裕。家里有两个孩子，收入却只有一份，所以我总得私下里挣点外快付账单——多半在急诊室里。我总是寻呼机不离身，不论接了什么额外的活儿，一有紧急情况，都要马上回到医院。

某个不眠之夜，我翻看报纸，在分类广告那一栏发现了一则小广告，说是布法罗临终关怀中心正在招聘医生。我心想："谁会登个招聘广告招医生？！"其实还有一个更值得关注的问题，只是当时我没有想到，那就是"什么样的医生会理会一则招聘广告"。那时我连一名临终关怀医生究竟要做些什么都不知道，因为做住院医师时我已成功申请不参与本医院临终关怀中心的轮值工作。几乎没有医学生愿意去学习老年医学或姑息治疗的课程。他们竭力逃避面对死亡，想要追求本专业的理想主义状态，即治愈疾病。我也不例外。尽管有时会见证死亡（通常是在医院里），但我会想方设法完全无视死亡。作为临终病患的医生意味着什么，我几乎一无所知。

如今，规避死亡的医疗模式已被广泛接受，而按服务收费的医疗市场在不经意间进一步强化了这一模式。这种医疗模式看重的是产出和数量，而非成果和价值。护理患者的成效，在某种程度上是由收费产品和服务决定的，这些产品和服务通常体现为成像、实验室（检测）以及（医疗）程序等形式。在这种情况下，去医院做CAT（计算机X射线轴向分层造影）扫描检查通常要比请医生来家里提供实际帮助容易得多。这表明，病患所需的照料和市场提供的服务之间存在着不匹配的问题。就其设计而言，当下的医疗体系通常无法了解临终患者的真正需求。临终患者需要的也许只是病床前的陪护与安抚，而非"常规做法"或收费的干预治疗。这就解释了为何现代死亡程序让许多人在急诊室和重症监护室度过最后的日子——因为只有在那里，现代医学才会把临终患者视为病人。那些濒临死亡的人被送进一条荒谬的医疗流水线，去做一项什么要紧信息都得不到的影像检查，甚至在其他脏器已经停摆的情况下，心脏还要经受起搏器的多次电疗！

在医院等待死亡是一件代价昂贵的事情。讽刺的是，这样做既无法延长生命长度，也无法改善生命质量。多数美国人声称不愿在医疗机构离世，但实际上大多数美国人还是在那里去世的。尽管已经有事实证明，在患者的弥留之际对其进行医疗干预，对病程或结果都不会产生什么作用，但仍有半数的患者在去世前一个月会被送进急诊室。[9]他们本可以在家中得到同等水平的医疗护理，本可以过得舒坦些。

我做过实习医生，后来成为住院医师，在那段时间里，我对医院护理感到越来越失望。那与其说是护理，不如说是"处理"，把患者当成一份份医疗文档去处理。我接触过不少敬业的医生，但同时也在与许多对患者的感受漠不关心的医生共事。他们把治疗患者当成任务来完成，把各类表格归档，按规定做好记录。这些与患者护理无关的事务不断消耗着医者的精力，所以越来越多的医者无暇专心医人、医病。我的许多同事那时已然放弃在工作中找寻个人价值。每次与患者交流一小时，就意味着要花上两小时整理文档，大家天天忙着算这些护理账。我从未对成为一名医生的诸多要求持有异议，但眼看着职业被毁成这样，我的确不胜其烦。

彼时我逐渐意识到一位医师同行的评价是多么正确！他曾告诫我们说："现今，治疗取代了治愈，管理取代了护理，技术规程取代了倾听的艺术。"哈佛大学公共卫生学院荣誉教授、心脏病学专家伯纳德·劳恩在20多年前就写到这一点，而今这种没有人情味儿的技术化医护趋势非但没有减弱，反而变得越来越明显。[10]有太多时候，医疗从业者会以治疗的名义牺牲治愈的可能性。一旦治疗不再是备选方案，医生们通常会彻底放弃治愈患者的机会。

那时我就知道，若要在医学领域生存下来并且出人头地，需获得更直接、更真实的体验。所以，在对这个领域几乎一无所知的情况下，我联系了布法罗临终关怀中心，获得了面试机会。

我知道这很讽刺，做这份工作就意味着要照顾我在另一份工作中已经签字"放弃"的那些患者。此前我并不明确临终关怀中心的医生的职责到底是什么，我受过的医护训练、接受的医学理念都曾不断加深我对这份工作的偏见，所以当时我是带着某种不能与人说的偏见去面试的——"到底什么样的医生才会到临终关怀中心工作？！"

面试我的是罗伯特·米尔奇博士，他是布法罗临终关怀中心的创始人之一。这场面试最终变成了两小时的交谈，临结束前我问罗伯特，要成为一名优秀的姑息治疗医生，需要具备什么特质，他答道："心存正义，敢作敢为。"走进这里时，我对这一切还一无所知，甚至有些摇摆不定；离开这里时，我却是备受启发，心志坚定。自此，我义无反顾。

当我告知心脏科我要离开这家医院去布法罗临终关怀中心谋求事业发展时，有人困惑不解地鼓励我，也有人毫不掩饰地嘲讽我。有位医生说，临终关怀中心是医生退休之后才会去的地方。另一位医生则建议我去看看心理医生。大多数人认为我此次跳槽是对职业生命的浪费。的确，那些在布法罗临终关怀中心工作的人主要是志愿者或退休人员，他们也是普通人，只是一站到病床旁，他们身上就会发生非凡的变化！我看到不止一位上了年纪的同事在照顾临终病患时，从粗声粗气、面色阴沉的鲁莽之人变成了最温柔细心的看护人。就在医疗行业的官僚习气和冷血本质令人大失所望之时，我加入了这个组织，这些同事促使我再次相信还存在更人性化的医疗理念。而这种理念，也是我父亲从前一直在践行的。

我最早且最清晰的童年回忆中有一幕，就是不耐烦地坐在急诊室的候诊区，焦急地等着父亲下班，因为我们要一起去看曲棍球比赛。我坐在急诊室外的角落里，父亲和患者的交谈声不时传入我的耳朵。他说话的方式让我觉得那位患者必定是个重要人物。那位患者进去时我没看见，对此也没太在意，直到一位老人走了出来，不停地感谢我父亲。他那乱蓬蓬的灰色胡须上满是层层污垢，刚刚感受到的亲切和善意大概是他没有料到的。作为一个无家可归的人，他从来都不知道接下来会发生什么事，但在这个拥挤的急诊室里，他脆弱的情感却得到了疏解和关切。

　　在疾病面前，无分贵贱。就在那一天，我看到了医学的本质——生命之间毫无保留的相互关照。只是当时我年纪尚轻，无法理解那一刻的意义，但不可否认此事对我影响至深。父亲关怀患者的举动或许简单平常，但那样的姿态却足以成为我的人生信仰。此事也让我明白，为何对于父亲而言，身为医者，是无上荣耀。那天在急诊室外的所见所闻，比当晚错过的那场曲棍球比赛更令我着迷。

　　而临终关怀事业所秉持的医学理念，与此如出一辙，这也是我决意投身其中的原因。

　　平稳过渡到新职位于我而言并非易事。在这里，我是个十足的新手，周围都是成年累月甘于奉献的前辈，我需要找到自己的位置，证明自己的价值。临终护理工作由护士负责协调，这在某种程度上是与医生主导的传统医学模式背道而驰的，而那些姑息治疗护士对许多医生，包括我在内，都不大信得过。毕竟，守在病床旁的是这些护士；一次又一次目睹常规治疗的疏失给患者带来不必要痛苦的，也是护士；意识到临终病患的需求远远超过生理照护的，正是护士；发现护理工作要熟悉的不只是患者的病况，还应包括其生活经历和家庭状况的，还是护士。自始至终守在病床前悉心陪护那些"令医生无能为力"的患者的，一直是这些护士。我加入这个团队时，有些护士非常明确地表示，医生在这里只是配角。他们告诉我容易引起患者联想的事物都要当心，比如不许穿白大褂。还有，进门前必须收起自负的心态。

让我收起自负心态的，可不仅仅是那些护士。

彼得是我最初照护的临终病患之一，他曾是一所大学的校长，早先被诊断出患有胰腺癌，体重大幅下降，从前的高血压和高血糖也随之降了下来。彼得的癌症属于晚期，他没再寻求积极治疗，因此一直处于疏于照管的状态，也没人对其用药进行评估或调整。结果，彼得的身体变得越来越虚弱，那时甚至无法清醒地参加活动（他原本加入了临终关怀中心的政治讨论小组，但那时已经无法参与讨论）。他身高将近一米九，一副神情倦怠的模样，再加上用药不足的影响，整个人看起来形销骨立。

经过简单调整用药后，彼得恢复了活力，可以享受他的聚会了，也能再次拥有尊严感和目标感了。后来，癌症引发的种种挑战和病症又令他备受折磨，所幸都还是可控的。这就证明疾病的症状与疾病本身一样，都不容小觑。其中的教训显而易见：因为癌症晚期无法治疗了，就不再对患者进行尽职尽责的医疗护理，这样的做法要不得!

彼得并不是个例。我见过许多患者，绝症诊断对他们而言无疑是一种拖累，因为医疗机构可能会据此对他们身上其他实际可控的病况放任不管。若患者已被认定为无药可治，就会转而接受离世前的"舒适护理"，但在这个过程中，他们有可能会因某种可控病症（如尿路感染或贫血）备受折磨，甚至导致死亡。寻求姑息治疗的决定常被误读为同意放弃治疗，实在悲哀。

虽然癌症引发的病痛仍需治疗，却并不影响彼得继续享受高品质的生活，这便否定了一个观点：疼痛只是生理折磨和药物诱发的神志不清的状态之间的分界线。曾致力于将临终关怀发展为一项运动的西塞莉·桑德斯博士直言不讳地指出，她"遇到过难对付的医生"，却并没有所谓的"难对付的疼痛"。在彼得病重期间，医患双方都意识到，在走向死亡的过程中，患者依然有可能活得自在蓬勃，治疗和治愈之间并不矛盾。

当我开始为临终病患提供上门护理服务时，越发觉得按照"有治""没治"给患者进行分类的做法实在是荒谬至极。我对患者整体需求的了解也越来越清晰。尽管我照护的那些临终患者会回到所爱的人身边，回到熟悉的环境中，但出院通常是他们不得已的选择，因为医院放弃了他们。此前在医院里接受的临终护理、持续监测和专业的疾控手段对这些患者而言大有裨益，可将他们交给满心关切却无从下手的家人后，这些有利条件便生生被掐断了。患者及其家人对当下的情形以及未来的状况几乎一无所知，他们会觉得身处医学炼狱之中，就算脱离了医学治疗的模式，也并不知道还有什么其他选择。

除了害怕被抛弃，临终患者及其家人常见的感受还包含对未知的恐惧。他们了解医院咖啡馆里的咖啡价格，也知道院内哪里可以停车，但刚刚离院的他们，却来向你求助，这的确令人吃惊。不过，这些患者的确对何时会面对死亡、如何去面对死亡等问题一无所知。在生命的最后时刻，他们由接受积极治疗转向接受舒适护理，此时最先失去的就是准确而真诚的沟通，由此导致的信息缺失就是一块空白，而患者和家人往往会用恐惧与忧虑将其填满。

海量数据为我们呈现出这些离院患者此前的医疗预后状况：大部分患者是带着痛苦或其他衰竭性症状离世的。由于患者将死，这些原本有可能得到治疗的症状全都被忽略了。彼得的遭遇已经说明，问题不在于这些症状无法被缓解，而在于人们缺乏（甚或根本没有）这样做的热情。患者之所以受罪，不是因为治疗最终失败，而是因为迟迟未予以治疗。两者之间有天壤之别。还有，别忘记患者的家人，他们突然变得孤立无援，对护理需求一窍不通，还要承受对未知状况的恐惧，以及难以名状的悲痛，又有谁关心和照顾过他们？

其实我们还有很多事情可做。

姑息治疗要求我们空前关注其意义及强度。如果认识不到最终决定人类健康状况的是我们面对环境、死亡和彼此时的脆弱性，就不可能完成这一治疗。该治疗要求护理人员必须真正在场，而不是忙着处理各类与患者照护无关的事务，比如忙着撰写医疗记录。这些琐事也着实磨灭了许多同事行医的热情。说来也许奇怪，但照顾临终患者的确让我学会停下来、坐下来去倾听和感受。

用 20 世纪初任教于哈佛医学院的弗朗西斯·皮博迪博士的话

来说："照顾患者的秘诀，在于用心关爱他。"[11]患者并非只在某些方面受苦，而是方方面面都在受苦。如果患者没有区别看待生理、情绪、心理以及社会等因素造成的苦痛——他们也的确没有这样做——那么作为护理人员的我们也不应该这样做。真正完备的护理方法必须尊重和增强患者的主观体验，允许他们将死亡的过程由单纯的生理机能下降变为精神层面的提升体验。与活着一样，死亡过程同样会展示出人们丰富的内心活动。这种内心活动无限美妙、遥不可及，完全超越了身体的极限，也超越了医学的极限。

玛丽总是梦到自己死于腹中的孩子，彼得拼尽全力只为再参加一次活动，要想照顾好这样的患者，我需要增加对患者需求的了解，要了解他们最珍视的东西——他们曾经爱过却又最终失去的事物或人。建立这种意识的过程也促使我认识到，作为医生，在患者面前要牢记自己的职责，这种职责不仅包括用我们掌握的医疗知识服务患者，也包括清楚地认识自己、了解自己爱人的方式、牢记自己曾痛失哪些挚爱，这些都能让我们对患者的情况感同身受。这些或许最终可以证明，在医患双方为留住人道精神并肩而战时，这种意识是最具救赎意义的。

父亲的离世让年少的我心碎不已，但他也用自己最棒的示范引领着我。在人生的最后时刻，他留给了我一个关于人生意义的问题。在本书中，我会努力找寻这个问题的答案。

第二章

跌跌撞撞走出大门

"你懂什么！他在想什么不重要，此刻的感觉才重要！"

—— 老兵的妻子　贝蒂

　　那时我还是一名负责早间预查床的实习医生。一天早上，我走进患者鲍比的病房。她是位中年女性，中等身材，总是喜欢专注地盯着人看，直看到对方招架不住低下头去为止。我很喜欢她。她不会让任何事、任何人威胁到自己。那天我问她感觉如何，她答道："挺好，就是墙上一直有些吓人的粉色蜘蛛，你看见没？"我顿时愣在那里，仔细看了看那面墙，又看了看她，然后转身再看看墙。我犹豫了一下，硬着头皮说了句："没。"她咯咯笑着说："好啦好啦，我刚才是在考验你呢！"

　　第二天，我跟一位高年资住院医师一起查床，这次轮到他询问鲍比的健康情况了。鲍比回答说："挺好的，我就是有些担心墙上那些吓人的粉色蜘蛛，你看见没？"那位住院医师愣了一下，未及细想便入了鲍比的套儿："呃，当然看见了。"鲍比直勾勾瞪着他说："哎呀，那你赶紧去看医生吧，你这都开始说胡话了！"

鲍比的这波考验而今回想起来仍旧令我忍俊不禁。这样一个被导管和静脉注射束缚在病床上的人，还能以一种俏皮的幽默感扭转医患关系，让人不得不佩服。然而，若用另外一种（相对郑重的）视角看，这个故事也证明进入一个人独享的世界并非易事，暴露出医生在解读患者内心世界时面临的困难。的确，患者的内心体验对医生而言是不可见的，我们只能凭借自己对现状的有限评估能力以及个人倾向做出诊断。我的医师同事断定鲍比当时一定出现了幻觉，认为有必要证实一下这种看法。他在鲍比面前那样做没错。若患者处于幻觉之中，当面道破事实很可能会让他们精神错乱、心神不宁，有时后果会不堪设想。我却认为鲍比当时一定是故意跟我们开玩笑的。我的想法也没有错。鲍比当时状态很好——诙谐幽默，有抗争精神，并未产生妄想。在那一刻，最重要的不是一种解读是否正确、是否优于另一种解读，而是患者能否从这种医患关系中得到安全感和支持。所以鲍比只能出个测谎题，来判定谁最懂她的心思。

患者分享临终体验时，医生们通常要当场展开评估，对鲍比认知状况的评估与此类似。这两种做法都在努力对患者无形的内心世界做出解读。这种解读同样也是仁者见仁、智者见智的，既取决于我们目睹过死亡迫近的频率，也要看我们对这项工作的胜任程度。对缺乏临终关怀经验的人而言，他们经常将患者的临终梦境误解为精神状态混乱、疾病造成的后果，或是药物诱发的种种幻觉。这种评定主导的诊断结果会成为患者的标签，而这个标签并不代表我们对患者的深入了解和充分理解。

在布法罗临终关怀中心工作的最初几周里，闲时我一直待在图书馆，努力为自己亲眼所见的患者的临终表现追根溯源，但我在医学文献里几乎没有找到什么有价值的信息。所以护士长南希只说对了一部分，我对临终体验的确所知甚少，可我从来没缺过医学院的课，只是我读书那会儿学校压根儿就没开过任何关于死亡的课程。

我在查阅资料的过程中发现，虽然现代医学此前对于"死亡"这一话题绝口不提，但开启人类体验主观维度之门的人文科学却从未停止对这一话题的讨论。我很欣慰有人曾记录下自己的若干临终体验，然而这一讲述方式仍存在一个巨大问题。这些临终体验貌似主要充当了一扇自由的门户、一张空白的画布，能让观察者欣然执笔，根据自身独有的哲学特长、专业兴趣或者心理倾向，将他们的信念和理解强行融入画中。超心理学（超心理现象）研究人员将临终体验视为超自然活动、幽灵附体或窥见来世的证据；弗洛伊德主义者则将临终体验解读为被压抑的欲望；荣格主义者则认为这类临终体验表达的是内心的期待；笃信宗教者则认为临终体验是上帝存在的证据。大多数人将临终体验视为难以捉摸的"锁眼"，通过它可以解开所有临终患者内心最大的疑问——在灵魂深处，在那不可探知的远方，究竟有些什么？大家被诸多病理学问题搞得一头雾水，极少有人关注临终体验对于将死之人意味着什么。就算有那么一点兴趣，也很少有人知道该如何获取这些知识，大多数人会变成旁观者，不去追根究底。

在过去的 50 年里，基于临床实践论证临终体验这一主题的论文著述非常少。[12] 即便有了相关研究，其论证也不够充分。究其根源，不仅是因为相关研究人员的偏见根深蒂固，而且因为他们的研究方法存在问题。他们的观测要么基于单个病例报告，要么基于对临终患者的看护人，主要是护士和医生的调查。

单个病例报告不符合科学严谨性的标准，不能用作证据。至于那些针对看护人的调查，都是第三人称叙述，又怎能充分捕捉到这种主观性如此强的心理体验呢？这就好比想研究抑郁症或者疼痛症，不去评估患者病况，却去询问旁观者。如此做法根本不是在认真分析，更像打听小道消息！在图书馆查找资料的过程中，我发现当务之急是改变传统的旁观者研究视角。

当时，与我共事的还有纽约州立大学布法罗分校的医学生、多位住院医师和资深主诊医师，临床轮换是他们日常训练的一部分，而我一直想向这些同事阐明患者的临终体验才是我们应该关注的部分。有一天，我和年轻活泼的肿瘤科同事马娅一起查房。我一路兴致勃勃地跟她讲自己和同事在布法罗临终关怀中心如何观察和评估临终体验的事儿，却发现她好像没什么兴趣。马娅说自己将来想做一名癌症医生，这就意味着她得练就本领对抗死亡，而不是帮助患者过渡到死亡。我言之凿凿地提醒她，癌症终究难免会使人死去不是吗？听到这话她一脸讶异，紧接着便是令人尴尬的沉默。

几分钟后，我们见到了当天的第一个患者——杰克，一位老绅士、二战老兵。他近来的梦境和幻觉特别真切，全是自己打仗时的经历。杰克的妻子贝蒂是个性情中人，身高差不多也就一米五。她守在病房外，确保丈夫的心理能得到恰当解读。她想保护他免受任何药物的干扰。贝蒂知道丈夫是在做梦，而非神志不清，知道他正在体验重要的情感，也知道他需要这个空间来获得这种体验。

马娅按照自己所受的医学训练问诊，也就是通过提问来评估患者的认知状态，比如总统是谁，现在几月了，等等。贝蒂恼怒地打断她，说杰克不知道也不在乎总统是谁很多年了。"谁在乎这些烂事儿？！"她气恼地说道。我这位年轻的同事连忙解释说，这样做是为了确认杰克思路清晰。面对这没什么人情味的临床评估，贝蒂用直白而不失温情的大实话对其又一顿痛批："你懂什么！他在想什么不重要，此刻的感觉才重要！"

战争结束后，杰克一直饱受创伤后应激障碍的折磨。此前他在梦里总是痛苦不已，不得安宁，但最近他说有那么几回，他梦见自己总算能在散兵坑休息，让别人去放哨了。贝蒂知道这些梦境正将杰克引向更加平和的生命终点，她决定无论如何都要捍卫丈夫此时的神圣空间。

当天快要结束工作时，我问马娅现在是否相信这些临终体验是有据可依的。她回答说："我查过了，没有任何证据能证明这些体验的真实性。"她认为，如果这些临终体验实实在在出现过，就一定有可追溯的生物性或化学性病因。马娅不确定这些体验是否为大脑出现的故障或药物所致的幻觉，但在神秘主义之外一定还有某种解释。从前我也这样认为，所以我很能理解马娅的不妥协。她的反应也点醒了我——我们生活在一个眼见为实的世界，系统收集的数据和证据是一切科学思维的先决条件。她确实是对的，现有研究中没有任何一项能够从医学层面证明临终体验有据可依，对"死后重生是否真实存在"的探索才刚刚起步，还没有哪项以数据为支撑的研究能够改变医生看待死亡的方式和护理临终患者的方式。

这让我清楚地认识到，想让医学生和住院医师认真对待临终体验，就必须让这种现象医学化。我们正是这么做的。我们着手收集可量化的数据，而非不足采信的个案病例报告；确保数据直接来自患者，而非观察者，这个空白有必要填补起来。但要想得出明确的结论，我们还得排除一种可能性，即这些临终体验不过是患者精神错乱的表现。

只要看一眼网上有关临终体验的文献，就会发现人们常常会混淆临终体验时所产生的梦境、幻觉与精神错乱。不熟悉临终体验的临床医生习惯性地将这种体验视为由药物、发烧或精神错乱引起的幻觉。这样一来，他们便会含沙射影地说这些体验没有什么内在价值。然而，临终体验与精神错乱之间的区别至关重要。根据定义，精神错乱表现为患者思维紊乱且无法理解周围环境，这常常导致患者焦虑不安和恐惧。[13] 相比之下，临终体验通常发生在意识清晰、反应灵敏、对周围环境有意识的患者身上。临终体验与精神错乱的最大区别，体现在所引起的反应有本质不同，这些反应包括内心平和、接纳包容、主观意愿和对死神将至的预感。[14] 这种区别之所以重要，是因为不当的医疗干预可能会损害患者在生命终点体验和传达意义的能力，增强临终患者内心的孤独无助之感。

临终关怀中心的患者在频繁经历临终梦境和幻觉的同时，也会出现波动的精神错乱状态，尤其是在临死之前。然而，如果医务人员了解两者之间的区别，准确区分也就不是难事了。我记得我们中心的一个临终患者布伦达，她刚来的时候高度警觉，无法安歇。她不断产生幻觉，如看到一只凶猛的熊在墙上向她龇牙。这一情景令她备受折磨。她明显处于精神错乱状态。那种幻觉对她来说太可怕了，那只危险的动物一出现，她就喘不过气来。但在睡梦中，布伦达也做过一些令她心安的梦，梦见死去的亲人回来找她。在布伦达身上，临终体验与精神错乱状态交替出现。她不停地说"我得一个人去"，我们也不知道该如何解读这种痛苦，只能给她服用一剂抗焦虑的药物，让她放松下来。药量以能让她安歇为好，不能太多，否则她可能就无法获得更舒适的临终体验了。布伦达既需要药物治疗，也需要护理，而二者的运用比例必须互为参照，也要根据死亡过程的每个阶段进行调整。但对于不知情的人来说，她的医疗档案可能只是记录了"精神错乱"这个诊断结果。

临终体验并非精神错乱，但患者在从生到死的过渡中常常同时经历这两种状态，因此二者的合理性常被混淆。神经科学家和内科医生通常把生命的结束过程局限于患者生命中的最后几分钟或几小时，也就是可能出现精神错乱的时候。在这些时刻，大脑因缺氧和神经系统的化学变化而受损。但这些脑功能的改变通常只发生在生命的最后几分钟到几小时，并不代表每个患者全部的临终体验。重要的是找准参照点。

对临终患者的护理工作有了新的认识之后，我为一项临终体验的相关研究设计了一个粗略框架。我知道这项工作必须做，而且无论对错，都必须由医生来做，因为这样才可信。我也知道，我需要得到项目评审委员会的批准。该委员会的主体是高校，主要负责审批有关人类课题的项目。此前有人曾告诫我们说，涉及临终病患的研究项目顺利获批的可能性不大，因为这些患者身上感知得到的脆弱性一直是相关护理工作的争论焦点。人们会不由自主地全力"保护"濒死之人，甚至不允许任何人靠近患者。这对于许多（并非绝大部分）绝症患者而言实在可悲，这意味着他们要一人面对死亡，孤独且无人抚慰。大多数患者只能独自盯着天花板发呆。事实上，此时任何形式的交流互动，对患者而言，与其说是一种强加的负担，不如说是一种救赎的恩典。

不出所料，向项目评审委员会提交项目等待批准的过程中，我们遇到了障碍，他们要求我进行答辩。在会上，一些好心的评审委员深表担忧，他们认为询问濒死患者的临终体验可能会给患者带来潜在的伤害。对此我进行了答辩，我的观点与医学界现有观点不同，生命垂危之人在其人生之旅的最后阶段其实非常渴望与人互动，我还解释道自己所有的临终患者都特别开心有人能坐下来跟他们聊几句。项目评审委员们陷入了沉默。

纽约州立大学布法罗分校附近有一所州立监狱，布法罗临终关怀中心在那里有一个项目，即囚犯可以自愿照顾即将离世的狱友。在那里，死亡会不期而至，更不可控，且更多地体现为真实的人类体验。许多囚犯参与了这个临终关怀项目，其中一位囚犯的一番话对狱中的临终陪护做了最生动的描述：

两年前我报名参加了临终关怀护理者计划，因为我知道有些事情必须改变。我不想再做过去那个终日浪荡街头的自己。那时候我只关心自己。培训我的这些人告诉我，我应该有同情心、同理心，要温柔、亲切。我？没门！愤怒和报复情绪早已与我形影不离了。但慢慢地，我变了。有一次一个老兄（一个濒死的犯人）向我提了个离谱的请求——涂色。涂色？！我这辈子从没涂过色！我不喜欢涂色。可此时此刻，我竟然在给画有米老鼠和菲利克斯猫的图片涂色！这个老兄从来没见过他的孙子、孙女，他想给孩子们寄一些自己涂色的图片……如果他

"在外面"的话，或许早就跟孩子们一起涂完色了。但他太虚弱了，没法独自完成涂色，所以才让我陪着他，替他涂色。在他死前30天，早已放弃他的家人给他寄来了两张孩子们的照片。他一直盯着照片看，一直看到死的那一天。

那位"老兄"即将走向生命终点时，这个曾经顽劣、倔强的看护人静静地坐在他床边，给他空间，让他就那么流泪哭泣。凭直觉，他明白这个大限将至之人内心深处埋藏着太多痛苦，也知道这份痛苦此时缓解了许多。这些囚犯很明显都是心碎而苦恼的，但他们能让死亡变得有人情味儿。我们都需要以这种人性的视角来看待死亡。他们让我们明白，简单的陪伴可以给另一个人带来不失尊严的莫大安慰。

考虑再三，项目评审委员会的几位委员最终还是给我们开了绿灯，让我们继续推进这项研究。这一步还算轻松。真正的挑战，是未来如何弥合医生和患者、教授和囚犯之间的鸿沟。但也许我们最终会证明抚慰临终之人的最佳方法有可能和拿起一支蜡笔一样简单呢？

第三章

患者视角

告诉那些年轻的医生，他们永远找不到哪本书比患者本人

更有趣、更有指导性。

——17 世纪末"机械医学论"代表人物、著名医学家　乔治·巴利维

　　弗兰克年事已高，身体虚弱，思维却异常敏捷。他因严重的充血性心力衰竭入院，但 95 岁高龄的他，对周遭事物仍然有着相当清醒的认知，也喜欢与人畅谈。和喜欢收藏宝贝的人一样，弗兰克搜集过各种关于棒球的知识，谈起这项运动来简直如数家珍，无人能比。说起这项运动的发展，他能从棒球职业联赛最初举办时讲起；他会忆起许多棒球手、棒球队以及许多赛季，对棒球发展史上的种种大事了如指掌；他记得 1939 年第一次通过电视机转播的美国职业棒球大联盟比赛，既能细数棒球界的传奇人物，也能说出名气不大的球手。他总是自夸道，想当年棒球大联盟比赛还没开始，他就能丝毫不差地推断出各个赛季的比赛结果了。显然，从孩提时代开始，对这项运动的热爱就一直是弗兰克的精神支柱，时至今日

他仍然能从中获得强烈的满足感。

然而，尽管回忆满满、热爱犹在，可每当弗兰克闭上眼睛想要休息时，病房里就会"挤满"他已过世的亲人。当然了，只有他自己看得到这些人。这种幻觉反复出现，幸好我还没笨到把这当成他精神崩溃的表现。

我记得有一天弗兰克把我叫到病房，因为当时他要求用药物辅助休息。那天早晨，他一直对他的护士帕姆叫嚷："我那该死的医生呢？！"弗兰克怒不可遏，因此帕姆在我进病房前特意提醒，他暴躁得很。弗兰克曾经是一名钢铁工人，能毫不费力地把很多东西（包括我在内）随心所欲地折弯，折成自己想要的形状。我走进病房里问他感觉如何，弗兰克从床上弹坐起来，喊着："我睡不着！医生你看——见到我的哈里叔叔真是太好了，但我希望他能闭嘴！"后来我才知道，这位"哈里叔叔"已经去世 46 年了。

在弥留之际，患者的睡意最为强烈和深沉，且能舒缓身心。他们偶尔会从睡梦中醒来，又会睡过去，看似进入了深度睡眠状态。有时，这种一步步熟睡的趋势会发生意想不到的转变。当这种半睡半醒的状态中满是强烈又逼真的梦境和幻觉时，渐入梦乡的过程便会戛然而止。这样的转变有时会令筋疲力尽的患者猝不及防，有可能使他们做出令人惊讶的反应，弗兰克便是如此。

离世前 3 天，弗兰克时而清醒，时而昏睡，有一回他突然惊讶地喊道："我居然回到了 1927 年！我还是个小男孩！他们是怎么做到的？！"这些梦境和幻觉太真实了，他迫不及待地想要探究这种戏法是怎么变出来的，它怎么能让人有了穿越时空的感觉呢？他对所见画面的真实性毫不怀疑，反而认为一定有什么障眼法可以做到这一点。虽然弗兰克的身体眼看要停摆，但他的理智还在，还能控制自己的意识。他知道自己身处何地，也清楚自己是谁，但他仍然把当时经历的梦境看作另一种现实。事实上，他一直在两个世界间游走，而我们只能待在其中一个世界。

随着时间的推移，弗兰克的梦境终于让他得以重温一生中最珍贵的东西——妻子的爱。他越是经常梦到她，就越能感受到妻子的存在，内心也变得越平和。最后，他要求我们停止治疗。这个终止治疗的决定从医学层面来看是恰当的。在通常情况下，患者会比他们的医生先意识到治疗已经徒劳无功了，这在某种意义上"解除"了医生的压力，让他们不必再履行治疗的责任。弗兰克想去找"天堂里的鲁茜"，于是我们帮助他安详地离去，赴天国那场他期待已久的团聚。这份离世的完满，是他生前坚持的，也是他争取来的。

弗兰克这样的患者最终让我确信，收集临终体验的相关证据，不仅仅是为了获得项目评审委员会的批准，更是一种道义上的责任。临终之人需要让他人听到自己的声音，他们需要一个空间去倾诉内心，把隐藏在虚弱的身体中那不为人知的内心世界表露出来。临终体验必须得到医学界的认可才行。也许，可量化的数据信息最终能让人们打消疑虑，相信临终梦境和幻觉能发挥重大作用，为患者带来慰藉，帮助他们寻得意义，并整合自我。或许，这些数据信息可以补充医学文献中所缺乏的证据，有望帮助临床医生认识到临终体验的重要性。临终体验清楚证明了这一事实：在生命尽头，高超的医学技术只有在符合患者的自我价值和满足患者的情感需求时才值得令人钦佩。

安妮·巴纳斯博士是纽约州立大学布法罗分校的一名研究员，她对临终体验的研究始终充满热忱、无比专注。既然研究路径已经确定，我便和她坐下来，就我的研究计划制订了各项参数和细节。计划的关键是要采取一种客观的方法，同时保证从患者的视角出发进行研究。实际上，除了个别报告，大多数已有研究的关注点都放在了旁观者视角。例如，超心理学派研究员卡里斯·奥西斯和厄兰德·哈拉德桑合作出版的《死亡时刻：再看来世今生之证据》(*At the Hour of Death: A New Look at Evidence for Life after Death*) 一书中，记录了对临终体验的首次大规模研究。该研究的基础，仅限于对医生和护士所进行的调查和访谈。[15] 当然，两位研究员的发现是极富价值的，他们不仅对临终体验做了详细界定，还对幻觉和临终梦境进行了区分。但两位研究员的假设中包含了对来世的讨论，也未能把话语权直接交给患者本人。2008 年，在《死亡艺术：去往另一个世界的旅程》(*The Art of Dying: A Journey to Elsewhere*) 一书中，作者彼得·芬威克博士和伊丽莎白·芬威克在其调查研究中也讨论了人有来世的假说，他们同样采用了医疗工作者和护理人员的视角，而不是从患者本人的角度进行调查和案例分析。[16]

这种对临终体验的系统性研究当然是关于临终病患的，但未必会惠及他们。每当研究人员透过临终梦境和幻觉来解释死亡时，患者本人通常会退居幕后，而在关于临终体验的所有讨论中，他们的视角其实应该置于最前端、正中心。我们这项研究的目的很简单：首先，证明临终梦境和幻觉的确存在，且经常发生；其次，从患者的角度去阐述其内容，论证临终梦境和幻觉的普遍性和重要性。

为了记录患者口述的临终体验，我们使用了标准化问卷，上面是一些偏开放性的问题。[17]问卷的第一部分包含一些答案明确的问题，以确定患者是否真正产生了临终梦境和幻觉：这些体验出现在睡眠中抑或是清醒时，令人感到舒适还是不安，包含什么样的画面，等等。面对受访患者，我们都提了同样的问题——临终梦境和幻觉的内容、出现频率以及真实程度等。我们还使用了数字量表，可以对所有答案进行量化和比较。

作为研究的一部分，患者必须能接受和理解参与该研究可能产生的影响，根据项目评审委员会的建议，研究中的具体细节会详尽地记录成文字。所有记录都要在有人现场见证的情况下阅读并签字。若患者表现出认知障碍（如痴呆、精神错乱或意识模糊）——哪怕是最轻微程度的障碍——便无法继续参与此项研究。

这些受访患者几乎每日都要接受采访，直至离世。此前的研究人员只是在患者即将辞世之际，随机挑选几个时刻来收集数据，而我们将死亡视为一个过程，一个持续数日乃至数月的过程。

除了收集数据，我们还为患者录像。这样做是为了进一步印证和更好地展示患者的视角。影像资料也可以从根本上反驳"临终体验只能表明患者认知受损或心智混乱"的观点。我们想证明的是，临终患者的真实状况通常并非如人们想象的那样——身体机能衰退，整日无精打采，穿着病号服熬时间，太过孱弱以致无法正常活动或思考。相反，这些患者全面展示了生者的多样性——他们时而警觉，时而沉思；时而深思熟虑，时而全凭直觉。他们或正值青春，或已到暮年；或体格健全，或身有缺陷。每个人都与众不同，独一无二。

有一点，我们团队的所有成员很快便了然于胸——这项研究采用了系统、客观的研究方法。尽管我们始终是该方法的倡导者，但我们并非此项研究背后的驱动力量，患者才是。正是那些临终患者，以我们意想不到的方式推动了这项研究。

对这项研究的大多数参与者而言，自己的声音有人倾听，他们感到心满意足。对许多患者而言，知道自己的临终梦境和幻觉值得深入研究是令人振奋的，而对另外一部分患者来说，这是一个贡献个人力量的机会。因此，当一个纪录片摄制组与布法罗临终关怀中心联系，提出想以该研究项目为基础制作一部纪录片时，我们咨询过的每一位患者都同意参与其中。他们都很高兴能够参与这样一项有意义的工作，这可以让他们暂时转移注意力，不用时刻担心要直面和体验死亡。他们也不再孤单。患者总是对我们报以热忱，时常给予安慰，有时还对我们表示感激。他们把"你是说，你觉得我没疯"变成了口头禅，还做了各种改编。我们的患者不是研究对象，他们是研究的合作者、评论者、联合调查员，也是片中主角，所有这些角色在他们身上融为一体。

最初，我们做这项研究的动机是收集证据，让诸位医学界同人相信临终体验具有临床研究价值。但事与愿违，尽管该研究提供了大量证据，但我的医生同事们却对各种发现根本不以为意、全无兴趣。事实上，不仅行医者该看看这部纪录片，那些看护者——患者的双亲、兄弟姐妹、叔叔、阿姨、成年子女，以及所有必须直面丧亲之痛的人——都应该看看。换句话说，所有生者，都该看看这部纪录片。没错，医生也包括在内。但有些医生只有在脱下白大褂回到家中陪伴亲人时，才会这样做。

在走向生命终点的过程中，患者本人及其家人都会担心被嘲笑，或是被贴上认知能力衰退的标签，我们的研究正是为了帮他们消除疑虑。日后最有可能对其医疗服务提供者产生影响，也最有可能教他们转变思想的，就是这个群体。我曾经深受其影响，进而改变了自己的想法。

我还记得布丽奇特，那时她已是一位81岁高龄的老祖母，也是一位虔诚的路德教信徒。她患有慢性阻塞性肺病，经常被临终梦境和幻觉搅得心神不宁，曾经活泼开朗的她后来一反常态，变得越来越沉默寡言。她的临终梦境越来越生动、真实，似乎与她清醒时的状态融为了一体，她反复问："为什么我会看到这些？我是要疯了吗？"她的女儿也说不准，不知道该怎么答话。布丽奇特分享了她反复梦到的情形，是两位已过世的姨妈站在她的病床旁看着她，随后看到她的母亲身穿一条发光的白色长裙，坐在餐桌旁用钩针织着什么。尽管这情形中没有声音，但母亲的身影还是让布丽奇特强烈感觉到她就在眼前。布丽奇特无法接受自己所产生的幻觉。这些场景造成了她的某种信仰危机。因为在生命尽头，她无法调和自己看到的幻觉和一直秉持的教规之间的矛盾。她希望看到的是天使，而非逝者。

我们向布丽奇特解释这种临终幻觉十分常见，她碰到的现象并不是什么聊斋怪谈，而是一种已被发现和正在研究的现象。这一解释让老人家终于卸下重担。这个故事帮助我们引出研究的结果：绝大多数患者——实际上超过80%——在参与我们的研究期间，都至少上报过一次临终体验。自那以后，布丽奇特非常乐意谈论她的临终体验，她感觉到我比较讨厌超自然现象，不信鬼神，还跟我打趣说，鬼魂喜欢跟着那些活着的人，尤其是不相信鬼魂存在的医生。

一旦患者认可了他们的临终梦境和幻觉，走向生命终点的过程就会变成一段通往生命蜕变的旅程。在此过程中，患者通常会重获生命的完满。我们的研究证实，临终体验可帮助患者与他们自己、与相爱的人建立或重新建立联系。临终体验成为一种保留或恢复完整自我的方式。临终患者所说的皆是饱含深意、发人深省的故事，是一趟心灵的旅程。在这段旅程中，患者的自我得到了重视，他们的伤口愈合起来，断掉的纽带重新连接。对许多患者来说，临终体验意味着与他们最需要的、最爱他们的人重聚。

51 岁的新教徒瑞安患有转移性结直肠癌，和布丽奇特一样经历了临终梦境，最初他也非常忧心："我是不是疯了？我已经好多年没见过这些人了。"但当他的梦境和幻觉随着临床治疗而消失时，他却叹气道："回到现实了，可我想念那些幻觉。"

瑞安一生未婚，也从未离开过自己长大的社区。不论以什么标准来衡量，他在事业上取得的成功都很有限，但生活中简单的快乐和可靠的感情，却给了他无尽的欢愉。他有一群忠实的朋友，其中大部分是发小。他热爱 20 世纪 70 年代，当时的音乐和文化铸就了他青春的模样。70 年代过后，他再也没有动过离开那个社区的念头。老摇滚始终是他固守的人生坐标，好比一颗虚拟的时间胶囊。而今瑞安的生命即将结束，他却总是梦见依然在世和已经过世的朋友，梦见要和他们一起去参加自己曾经参演的每一场音乐会；他重新光顾了过去每周开放一次的车库特卖市场，在里面随意地走走停停，主要是为了淘些旧唱片；他也去当地的河里钓钓鱼。其他时候，他会"和亲戚一同旅行"，虽然他从来不知道他们要去哪儿。在那些时光里，他在珍贵的回忆中感受到活力，摆脱了疾病的束缚。瑞安临终之际出现的并发症过去一直让他觉得没面子，因为这些症状使他无法一如往常地积极参与社交活动。但在临终梦境中，他重新感受到了自由，最终安然接受了现实。眼下，尽管身体状况大不如前，瑞安却再次感受到熟悉的温暖和生活的快乐，是这些感受定义了他的一生——广交朋友、热爱音乐、小冒险不断。

我们的研究表明，随着患者接近死亡，其临终梦境的主要内容会从生者转移到逝者上。这一重要的转变模式由两部分组成：一个部分是患者越接近死亡，其经历临终梦境的频率就越高；另一个部分是患者的临终梦境中更多会出现逝者的样貌，而非生者。事实证明，在我质疑临终体验时，南希对我的指责是对的。在汤姆开始频繁地梦到过世的母亲时，南希或许真的能够据此推测出他已去日无多了。尽管弗兰克临终前始终保持着相对清醒的状态，但由于梦境中已过世的访客不断增加，他的睡眠也开始愈加紊乱，这也提醒我们，他命数将尽。在患者走向生命尽头的过程中，临终梦境的频率和内容产生了变化，由此可见，关于逝者的梦境确实有预示死亡的作用。

还有一个相关的事实是，数据表明，与已故亲友相关的临终体验对患者来说，安抚效果最佳。在我们的文化中，人们总是把死亡与悲痛、伤心以及挣扎等情感联系在一起，但研究中出现了惊人的反转，下列数据说明了一切：临终病患因梦见故人而获得的平均舒适值为 4.08（5 为最高值），相比之下，梦到生者所获得的平均舒适值只有 2.86。而且根据临终病患的报告，令他们感到舒适的临终体验中最常出现已逝的亲友（占 72%），其余根据出现的频率依次为在世的亲友、去世的宠物或其他动物、从前难忘的经历，最后是宗教人物。综合以上数据就会发现，离世的过程存在一个特别的内嵌机制，当我们曾经爱过却又失去的那些人日益频繁地占据我们的内心世界时，这一机制会疏散我们的恐惧。显然，最有效的宽慰源于我们最基本、最必不可少的需求和人际关系，源于平凡日子里捕捉到小确幸的时刻。

罗丝玛丽临终前的梦境之一，就是家庭聚会，家人都在享受美食佳肴，共享天伦之乐。然而在这一清晰的家庭欢聚梦境中，还包含她的女儿贝丝准备出行的场景。在家庭聚会进入尾声之际，罗丝玛丽看到贝丝正在整理行李箱，家人也都停下来看她收拾东西。更确切地说，贝丝是在收拾她精心挑选的那些漂亮的印花丝巾。这些丝巾都是她亲手制作，准备售卖的。愉快的家庭聚会与家人即将离别之间的反差，充分说明了罗丝玛丽在走向生命终点时的矛盾心理，她也常表达出这样的情绪。她从家人团聚的温情中感受到情感支撑，但也看到即将分别的场景，尽管这种视觉效果不会给她带来实质性的创伤。有时，患者讲述的一个简单的梦境，能够切实反映出他最复杂的情感。这些情感可谓悲痛与接纳相融，喜悦与渴望交织，团聚与别离共存。

在另一项研究中，我们确定了临终梦境不同的主题分类。[18] 比如，不少临终患者说，出现在梦境中的已故亲友"就在那儿"站着，"等着他们"，虽然他们只是安静地站着，却能让患者感受到最紧密的拥抱。这种无声的观察并非是对临终病患的评判，而是出于单纯的关爱和引导。在布丽奇特熟睡时，她那两位已故的姨妈出现在她眼前，只是站在一旁安静地望着她，但这一幻觉令她备受鼓舞。她能感觉到她们的爱无处不在。

在我们这项研究的参与者中，有超过 1/3 的指出，旅行或准备出行是他们的临终梦境和幻觉中常见的主题。有趣的是，像瑞安那样"不知要去哪儿"的旅行梦境，给患者带来的通常是平和，而非焦虑。很多患者称自己梦到与他人登上了飞机或火车，自驾或乘坐大巴、的士或者其他交通工具，他们明确表示，准备出发的体验令他们心安。71 岁的朱莉患有胰腺癌，虽然卧病在床，但这没有妨碍她在梦中畅游。实际上，身体行动不便很有可能是她产生旅行梦境的原因。她和瑞安一样，不知道每趟旅途会把自己带往何方，她也毫不在意到底去哪里。去世前 13 天，朱莉多次告诉我们，她梦见自己的母亲还有两个故去的儿子出现在床边，跟她说"很快就来接你了"。去世前一周，朱莉无法说话，也动不了，却还是试图起身下床。因为她知道自己又要动身去某个地方了。

整个临终体验的过程会反复出现不同主题和类别的梦境，我们后续也就此发表了多篇论文。然而，瑞安和罗丝玛丽这样的患者最终让我们明白了一点，即真正"有价值"的梦境，与我们用心良苦区分出来的主题和类别并不契合，也不能用简单化或数据化的标准来衡量，这真是一种讽刺。

关于临终体验，我们得到一种极为普遍的回应——这种体验绝对和"平常的梦"有着明显不同。我们记录的表述中最常见的有这么几条："平常我都不记得梦到了什么，但这些梦不一样""它们比现实还要真实"，以及"就好像真的发生过一样"。患者们一直强调他们的梦境不仅是逼真的，而且是真实存在过的。在回答"临终体验的真实程度如何"这一问题时，大部分患者给出的评分都是10（最高为 10），这说明不论是睡梦中、清醒时或是半梦半醒时的体验，他们都觉得百分百真实。医生将这种体验称为"梦境"，因为这些情境是在患者睡眠时出现的，但患者本人却称之为"幻觉"，他们坚称自己看到逝者时眼睛是睁着的。事实上，在我们对患者的调查中发现，45%的临终体验出现在睡眠时，16%的临终体验发生于清醒状态下，还有超过39%的临终体验产生于半梦半醒期间。这些数据表明，用来界定临终过程的清醒状态一直处于动态变化之中——若清晰逼真的梦境不时出现，患者就会意识到他们正在做梦；若睡眠不时被某种紧张的梦境打断，患者随后便会进入警醒不眠的状态。但在上述所有情形中，我们的患者都认为他们在经历这些临终体验时自己是毫无睡意、十分警觉、身心同在的。虽然这可能会令研究人员更难界定患者临终前的清醒状态，但这种模棱两可的状态与即将离世的患者全不相干。对他们来说，临终梦境与幻觉的生动性、真实感、影响力与清醒时的体验毫无二致，甚至更胜一筹。

91岁的安妮因充血性心力衰竭被我们的住院中心收诊，入院时她还处在幻觉中，总是看到过世已久的姐姐。那些幻觉实在太真实了，因此她一醒过来，便环顾四周，问道："埃米莉在哪儿？"埃米莉已经去世16年了，但对于安妮来说，姐姐的音容笑貌就在眼前，她的存在就像身边的医生一样真真切切。随后安妮转入我们的急性呼吸窘迫综合征病区，她醒来后盯着天花板，似乎在看什么我们看不见的东西。有那么一刻，她突然从病床上坐起来，朝着天花板伸出双臂，好像要拥抱某个人。她问自己的家人："我是不是快不行了？"情况好些后，她再次醒来，看了看四周，又问起她已故的姐姐，并向大家解释埃米莉一直在病房里，就坐在她的床边。

安妮还说经常梦到更显年轻动人的埃米莉，在屋子里走来走去，"做一些平常的事情"。她能详细地描述姐姐的外貌：结实的下巴微翘着，深色的金发在头顶绾成一个松松的发髻，豆绿色棉质针织连衣裙轻轻下垂，袖子随意地卷到肘部。有时埃米莉会捂着嘴笑上一阵儿，然后才去做下一个活儿。梦中话语不多，但这样的梦境令安妮倍觉温暖，内心振奋。在梦里，安妮自己也年轻了许多，经常和姐姐结伴散步。安妮家有 5 个兄弟姐妹，但她和抚养自己长大的埃米莉最为亲近。"我不会孤独离去的——埃米莉会陪着我。"她坚称。

对于安妮的梦境，我无法感同身受，但我很感恩她并不孤独，且内心舒适、平和。第二天，安妮再次梦见姐姐，又过了两天，她的病情趋于稳定，恢复了正常睡眠，于是我便安排她出院。跟大部分患者一样，安妮身体衰弱的趋势一旦刹住了车，临终体验便也随之消失了。与瑞安一样，她也因不再出现幻觉而感到遗憾。大约一个月后，安妮在家中安然长逝，尽管那时我并不在她身旁，但我相信她不是一个人离开的。

临终体验还有另一个显著特征，即能够重建或编辑患者的记忆。这些记忆通常源于患者在童年时期的重要时刻，在梦境中经过浓缩、修改或重组，从而解决和满足患者最迫切的需求。蒂姆终身从事体力劳动，73 岁时罹患晚期结肠癌，他的临终体验唤起并重塑了自己的童年记忆，让他重温时不必再承受贫困之苦。最初，他梦到父母、祖父母和老朋友，他们总是"告诉我说我会没事的"。后来，在去世前 4 天，梦境把他带回性格形成最重要的少年时代。他在布法罗南部的一个蓝领街区长大，彼时正值美国经济大萧条的悲剧时期，在那里，他目睹了生活支离破碎、人们流离失所，却无能为力。他的父亲靠打零工获取微薄的收入来养家糊口。和许多熬过那段艰难岁月的人一样，蒂姆的家人要共同努力才能勉强度日，要齐心协力才能在绝望中寻得希望和目标。年少的蒂姆根本来不及快乐，内心始终笼罩在一种巨大的恐惧之中。

人生关键期的遭遇令蒂姆缺乏安全感，而临终梦境则有助于减轻这样的心理负担。在梦境中，他重回少年时代，穿过屋子走到户外，这是他童年之旅的隐喻。首先，他经过厨房，余光瞥到母亲正跪在那里祈祷。其中的意味很明显：蒂姆把母亲对上帝的虔诚视为家庭力量的源泉。随后他看到自己走到屋外，住在隔壁的好朋友追了过来。那个男孩儿手里拿着棒球棍和一个球，喊蒂姆一起玩儿。这也预示着这位朋友将会成为他一生的挚友，未来甚至会成为他的连襟。最后，蒂姆看到父亲推着独轮车，这就表明父亲有了工作，价值感也回归了。蒂姆的精神旧创已经痊愈，现在他的世界已归于安定、富足和完满。

听蒂姆讲述自己的梦境时，我觉得他不再是一名虚弱的临终病患，而是一个眼里有光的孩童，重新找到了早先滋养和温暖他一生的爱。他的梦境初看像一部三幕剧中3种独立的场景——母亲在祈祷，朋友在打棒球，父亲走出门去工作——3种幻觉共同揭示了他年少时重要的力量源泉，展现的都是"爱"这一主题。这些场景充分且连续地展示了在成长过程中对他影响深远的3层关系，正是这些关系成就了他的一生。蒂姆的临终梦境呈现了一种层次丰富、意味深远的幻境，虽然其真实性是想象出来的，但至关重要，可以用以应对他内心最深处的恐惧和需求。蒂姆本人将其梦境解读为一种原始的途径，能够把他带回完满、平和的心境。像许多病友一样，他感受到一种无法用言语描述的紧密联系。在临终体验中，没什么话需要说出口，一切意义不言而喻。

蒂姆的梦境把这些意义重大的往事浓缩、整理和包装起来，让他得以重新感受以前的生活里最能带给他支持和最让他振奋的几个方面。但对有些患者来说，通过梦境改造现实需要一个更彻底的编辑程序，可以尽可能多地进行选择和删减。

89岁的贝弗莉患有慢性阻塞性肺病，将不久于世。她的临终梦境移除了从前那个不愿意分给她一丁点儿爱的人，帮助她重新找回了爱与支持的源泉。童年时的贝弗莉一直被冷漠无情的施虐狂母亲控制着，她会强迫贝弗莉连做好几个小时无意义的家务，比如用牙刷清洗家具。站在死神门前，贝弗莉的临终体验带她回到童年。那是个没有母亲这一角色的童年，但这不会令她觉得自己是个没人爱的孩子。梦境中的贝弗莉重返9岁，仅有父亲在跟她互动，那时只有父亲愿意给予她无条件的爱。她看到自己重新体验了一遍童年时常做的事，这件事曾支撑她走过年少的时光。在梦里，她热切地等待放学后的那一刻，因为可以在父亲送邮件的路上和他一起走。她对父亲要走的所有路线烂熟于心，而且十分清楚他什么时候会出现在树林边上，那里离家很远。她会欢快地奔向父亲，然后拉着他的手一起走完余下的路程。随着死亡迫近，逝去的数十年记忆变得模糊不清，似乎与贝弗莉再无瓜葛，她痛苦的记忆也随之消失了，唯一重要的就是父亲的爱传递出的温暖，带她回到过去又重返当下。

我们进行该研究时一直认为，临终体验的治疗价值在于舒缓死亡的过程，当时并未认识到这些体验会有更大的功效，居然能够抚平患者始于童年时期的伤痛。临终体验不仅是从生到死的过渡，而且能从整体上修补一生。临终体验有时会删除痛苦的往事，有时会提供另一种结局。虽然方法各不相同，但目标是一致的，就是解决曾经彻骨的创痛，使其得到治疗和矫正。

我的一位 88 岁的患者斯科特就是一个很有说服力的例子。他生在布法罗市一个贫困的工薪家庭，家里有 8 个孩子，他是在美国经济大萧条时期长大的。他的临终体验重现了那段成长历程，他也再次体验了人生中最大的创伤。10 岁那年，斯科特因与几个朋友跳火车失去了右臂，随之而来的是不断遭人戏弄的童年与挣扎的一生。直到生命尽头，这个噩梦仍然死死纠缠着他。在那样一个小小年纪，日常生活中最简单的事情（如洗澡或换衣服）对他来说突然成了难题。朋友们视他为怪物，不愿和他玩。随着他长大成人，就连母亲对他的关爱也慢慢变成了难以掩饰的忧虑——他该找份工作养活自己了，可只有肢体健全的人才能找到工作。母亲的忧虑越来越重，甚至决定把十几岁的斯科特送到寄养中心，去"接受更好的教育"。这个决定加重了斯科特的羞耻感，让他更加怀疑自己能否独立生活，是否值得人爱。后来，尽管斯科特找到了一份稳定的维修工作，但童年的精神创伤带来的影响始终困扰着他，这份伤害一直挥之不去。他的恐惧远远超过他对能否保住工作以及保住自己人格的担忧。

然而在斯科特去世前不久，他开始梦到"工作时的美好时光"。到了弥留之际，临终体验将他塑造成一个工作表现十分出色的人，能够解决其他人应付不了的难题。从前备受他人质疑的工作，梦中的他也能够完全胜任。最后，他甚至梦到老同事们对自己交口称赞，说他是"一个了不起的工人，一个很棒的朋友"。要治愈生理和心理的双重创痛，需要改写过去的种种经历，这样才能感受到自己又是一个完整的人了。年少时身体和精神的创伤已不可逆转，但在生命的最后时刻，这些创伤总算得到了修复。

曾获得过勋章的二战老兵约翰，因长期失眠住进了临终关怀中心，他的临终体验也经历了类似的过程。约翰已被诊断为心力衰竭晚期，但这并不是他夜不能寐的原因。当我走进他的病房时，一下子就被这个宽肩厚背的男人吸引了。他满脸愁容，看起来疲惫不堪，一副饱经沧桑的模样。约翰参加过诺曼底战役，艾森豪威尔将军将这场战役称为"伟大的圣战"。我问起他的病情时，他只说了几个字，"战争问题"，然后就让他的家人和我细说详情了。

约翰的家人解释说，他以前很少讲战争时的经历，但几周前开始频繁地提起，现在只要他闭上眼睛，诺曼底登陆那天难以想象的屠戮场面就会浮现在脑海。他不断地做噩梦，醒来时浑身是汗。直到经历了临终体验，约翰才逐渐接受这段阴魂不散的战争记忆。他一直对家人隐瞒战争的细节，不过他选择告诉我。也许是他不想让亲人体会战后长期困扰他睡眠的痛苦和噩梦，又或者是他找不到合适的言语来形容自己的恐惧吧。

美军登陆诺曼底时，约翰年仅20岁，是"詹姆斯·L.阿克森号"的炮手，这艘船抵达后停靠在美军"得克萨斯号"战列舰旁。约翰就是得克萨斯人，无论是当时还是后来，他始终牢记一名军人的职责，相信美国梦，并以此为荣。1944年6月7日，他跟着步兵师踏上了诺曼底登陆战中最血腥的奥马哈海滩，他们的任务是在岸上找回和大部队失联的士兵。任务成功完成，登陆舰带着他们拯救出来的受伤士兵返回。尽管如此，约翰却永远无法抹掉登陆那一刻看到的景象：猩红的海滩上堆满了残缺不全的尸体和四处漂浮的尸块。这场战争的梦魇注定会让他的余生不得安宁。

约翰躺在临终关怀中心的病床上，生命将息之时依然被噩梦纠缠，梦中出现了他当时没有救下来的美国士兵："除了死亡什么都没有！我的周围全是死去的将士！"我以前也见过处于惊吓状态的人，但约翰绝不仅仅是吓坏了，他根本就是极度惊恐！他的恐惧显而易见。之前，我一直无法想象一个年轻人该如何面对内心对战争的恐惧——人生历程才刚刚开始，便有可能死去！但现在我看着耄耋之年的约翰再次回到那个恐怖的海滩，其状非言语所能形容。他说自己所有的噩梦都非常真实，让他觉得身临其境一般。他无法控制自己的痛苦，他的梦境恰好反映了这一点。

这也解释了他在几天后的彻底转变为何更加值得关注。那天我去看望他，他看起来很舒服，甚至很平和——他微笑着说自己能睡着了。他将这种可喜的变化归功于最近的两个梦。在第一个快乐的梦里，他回到了终于从部队拿到退伍证的那天。第二个梦听起来更像个噩梦，但对于他来说绝对不是噩梦。他梦到在奥马哈海滩上，一个已经被杀的士兵向他走来，原来是为了回来告诉他："他们很快就来接你了。"约翰本能地反应过来，"他们"就是他的战友，这个梦就是与战友重聚，没有人会批判他。他的梦魇终于结束了，他可以闭上双眼安心长眠了。

约翰的临终体验没有否认他的经历和那场战争，但的确用上述方式重塑了那段往事，使他得到了来之不易的平静。梦中那个不过20岁的勇敢年轻人与战争的恶灵斗争了整整67年，终于摆脱了那场残酷的战争所带来的内心谴责。

约翰的故事是个很好的例子，证明了患者经历过临终体验后，即使是最令人难受的噩梦也能给患者带来实质性的心理或精神裨益。对于约翰来说，诺曼底登陆战最致命的那次袭击成了让他饱受煎熬的回忆，这份回忆又慢慢变成了一个耻辱坐标，让他觉得自己背叛了战友。他需要从无法完成使命的愧疚感和摆脱不掉的巨大羞耻感中解放出来。最重要的是，他需要原谅那个没有能力拯救战友的自己。所幸，临终梦境和幻觉帮助他实现了这一切。

临终梦境和幻觉有助于满足每位患者的独特需求，不论是祈求原谅、渴求爱意，还是获得平静，都能得到满足。对于部分患者来说，他们强烈的需求不仅影响了脑海中梦境的内容，而且影响了外部的现实环境。就像我们常听说临终患者会特意等到某个纪念日、生日，或是见到某位访客后才告别这个世界。来布法罗临终关怀中心工作前，我以为这种现象只是在各大医院间流传的某种说法而已，这种说法的起源和用来印证它的依据一样，都是模糊不清的。后来我遇见了98岁的梅斯，她是家里的尊长，当时坚持要见儿子伦尼最后一面才肯离去。

彼时梅斯已经8年没有见过自己的儿子了。隔这么长时间没有相见可能是由于母子间的某种过节，又或者只是因为光阴似箭吧。有些问题最好不要问出口。去世前几天，她已经停止进食，也不再说话，我们知道她已经一只脚踏进了鬼门关。许多亲人聚在梅斯身旁随意聊着——不是和她说话，因为她似乎已经失去了意识，但谈话的内容肯定与她有关——这位女士一辈子收养了100多个孩子。这些人并不知道梅斯能听到他们说话。有人提到，他们已经求助警察在俄勒冈州找到了她的亲生儿子伦尼，他也已经买好了飞往布法罗的机票，但他们担心伦尼可能来不及见她最后一面了。第二天，梅斯睁开眼睛，从床上坐了起来，大声喊着她丈夫的名字——"阿莫斯！我的阿莫斯啊！"她接着说，"我现在还不能去找你。儿子就要到了啊！"那一天，伦尼果真赶到了病房。24小时后，梅斯永远合上了双眼。

我可以长篇大论地解释一番，为什么梅斯能够延长这一段她原本无法控制的临终旅程。这肯定与她的睡眠模式相关，而这些模式和死亡过程之间也一定存在某种必然联系。我可以解释死亡的过程就是一种渐进式睡眠，要想睡得足够沉，就必须做到彻底放松、甘愿放手。我也能拿出证据来证明尚未离世时人的生物学过程是怎样的，但这一证据与人们平常的亲眼所见并不相符，甚至相去甚远。直到伦尼赶到，梅斯的心才终于平静下来。归根结底，无论是活着还是死去，爱都是不变的主题。无论发生什么，这种爱都永不停息，也总能在有限的生命中找到延续之道。

对一些患者来说，在生命旅程终点出现的梦境和幻觉，让他们心态平和、豁达通透。这些梦境和幻觉会突然袭来，唤起许多画面和情绪，抚慰患者心灵。有的患者则通过更加有意识的反思过程形成自己独有的视角，他们会将反思的内容巧妙地融入临终梦境和幻觉中。这些患者热衷于努力了解这个暗藏玄机的过程，想知道死亡是如何在生命的尽头变成患者熟悉的朋友，甚至让患者期待它的出现的。帕特里西娅就是这样，她一直热心地帮助我们推进研究。我们通过这项研究得出的诸多结论确实不同凡响，但也需要像她这样的患者让研究体现出人性化的一面。帕特里西娅回忆起特别多有关临终梦境和幻觉的内容，和许多病患一起，为我们了解临终体验带给患者的心灵抚慰提供了丰富的案例和资源。

初到布法罗临终关怀中心的帕特里西娅，很快就将这里视为她的阵地。她已经90岁高龄了，无论是她的经历、身体状况，还是样貌，都难以让人看出她居然是一个热衷交谈、机智活泼而又幽默风趣的人。她患有晚期肺纤维化，尽管便携式氧气瓶一直不离身，可她在睡眠时呼吸还是很困难。帕特里西娅的病非常严重，她就连在病房里走动都难免受到严重的呼吸窘迫综合征困扰。但无法用行动表达的意图，她都用话语弥补了。她说起话来像拍卖师一样语速飞快，滔滔不绝。跟她聊天，不消片刻你就会不由自主地忽略她身体的病症，忽略她依赖的那台医疗设备，甚至有人说她的鼻管看起来就像天生长在她身上一样。她是那么泰然自若，任何连接在她身上的东西，不论是人造的还是别的什么，都像她身上的附属品，跟她戴的角质架眼镜或蝴蝶发夹没什么两样。她思维活跃、求知欲强，我们已在不知不觉中将她视为一个对话者，而非患者。即使病情已经恶化到令帕特里西娅几欲求死，她也始终保有参与谈话和表达想法的愿望，直到生命的最后一刻。

帕特里西娅9岁那年，母亲因肺炎去世，13岁时，她又开始照顾生病的父亲。父亲的病和帕特里西娅现在的病一样，都是肺纤维化。现在美国的重病患者及其家人都可以获得社会福利部门的援助，但当时不行，一切都得靠他们自己，所以帕特里西娅需要整天在家照顾父亲。从她对人生这段经历的描述中可以看到，在美国后大萧条时代，十几岁的孩子对年少早熟的感受与随后几代美国青少年不同，他们没有半点享受之感："在很小很小的时候，我就得照顾父亲。不论在什么年纪，这都不是个容易事儿，对一个 13 岁的孩子来说尤其不容易。对此我从来没有怨恨过，不过后来那些疯狂的梦让我有了不同的感受。"

帕特里西娅口中的"疯狂的梦"让她着迷。她在日记中详尽地描绘了这些梦境，还开心地和我们分享了许多看法。她很感激周围的人，他们不仅认真倾听她讲述的梦境，而且会与她一同讨论这些梦境的独特之处。在我们第一次讨论有关临终体验的话题时，她问道："如此说来，这不是因为吗啡啦？"原来这些对她来说很重要的体验并非单纯是由药物引起的幻觉，这让她如释重负。她恳求我有话直说，不要刻意隐瞒她的病情，接着又说道："那么这件事是有规律的吧？我这个人既蛮横又好打听，我要问你一个不好回答的问题——有什么办法能让我知道自己到哪个地步了？"她已经意识到，临终梦境的出现频率和一个人与死亡之间的距离有着某种关联，所以当她试图用分析性思维找出梦境模式切换的逻辑时，我们也没有加以阻止。由于从小就习惯靠自己生活，帕特里西娅仍在努力掌控自己最后的时光，包括预测自己的死亡时间。

她注意到那些出现在梦中的逝者似乎总是"待在他们原来的圈子里"。她的意思是说，某天她可能梦到教堂里认识的朋友，第二天则会梦到她的几个妯娌，但不同社交圈子的人从来不会一起出现。她还注意到梦境中的环境似乎并不是很重要："有时我在一所自己住了 60 年的老房子里，有时又在一个明知是自己的居所却又不大熟悉的地方。不过在哪儿好像都无所谓。"她还很快辨别出来以前那些梦和现在的梦有一处不同，"现在有压力的时候，我会梦到大水将我淹没，或者会梦见暴风雨和龙卷风。但从前那些梦，和临终事宜没什么关系。"我记得听她说出"临终事宜"几个字时，我还怔了一下。她告诉来探访她的人其实她很想死去，还为此写了几首诗，她在与我们交谈时还详细解释了这件事："是的，我准备好了。没错，我就快死了。我希望自己能走得了无牵挂，因为我已做好一切准备。如果有一种方法可以确保我如愿死去，我会照做不误……自杀不行，我绝不会自杀。但是我会像南美的许多原住民一样，认真审视死亡这件事。他们会思考死亡，只要想到'该做的都做了'，他们就会离开人世。如果真的有冥想或其他类似的做法，我很愿意尝试。"她的诗《红色地带的沉思》表达了同样的情感：

> 我并不知道何时才是死期，
>
> 却日日问自己，
>
> 会不会有幽灵来牵我的手，
>
> 引我一路向西？
>
> 可他们看到的光明又在哪里？
>
> 会不会也为我亮起？
>
> 这一切快来吧，我已等不及！

尽管身体日渐虚弱，但帕特里西娅还是在生命只剩一年时开始写诗和作画。病魔越是要夺走她的气力，她就越是要努力设法表达自己、创造意义。她画了一些风景画，打算送给朋友和家人。画被送出后，若是有人对她的绘画技艺表现出丁点儿赞赏之意，她还会让人去帮忙把画装裱好。因为如果收画人对作品不感兴趣，帕特里西娅是不会自以为是地烦劳人家把这幅画一直挂在墙上的。她还写了一辈子日记，她在一首诗中写的几句话便是自己一生的生动写照，有生之年，她一直都是"三流作家、业余画家、孩子的妈、老公的她"。

随着病情不断恶化，帕特里西娅越来越觉得死亡对她来说就是一种解脱，她处之泰然，经常说起，可她那几个成年子女听了心里难过，请求母亲克制一下，别总当着他们的面说这件事儿。我没有资格责怪他们。帕特里西娅是他们挚爱的母亲，她认为死亡不过是自己人生清单上的待办事项，可她的亡故对子女而言却是痛失所爱。他们觉得母亲说到自己的临终梦境时，就仿佛她正在做一项室内实验一样。

我很了解这种为死亡和临终之事所困的状态，不会把其当成毫无价值的病态。帕特里西娅一生都在照顾他人。她十几岁时就要照顾病人膏肓的父亲，而大多数与她同龄的孩子那时满脑子想的，恐怕都是离家出走或偷偷吸烟这类不靠谱的事儿；她熬过了战争，经历过配给制，也忍受过无限焦虑，根本不知道彼时为国参军的未婚夫到底是生是死；她必须自己当家做主，独自将几个孩子抚养长大。她一辈子都在为别人操劳，现在总算能为自己准备身后事了，这既是为自己，也是为爱她的人。毕竟，意料之外的事情最容易造成精神创伤，所以帕特里西娅为自己的死亡做好准备，对于她本人以及她爱的人来说，这都是避免伤害的一种方式。帕特里西娅一生都在为她爱的人担惊受怕，她并不打算在人生旅程的最后阶段贸然改变航向。如果说有什么变化的话，那就是人的性格特征会随着年龄的增长而不断变化。下面这段话就是最好的诠释，这段话出自她的日记，她曾念给我听："现在我对谁都没有用了，我真不愿意想这些。凡事我还得麻烦别人，情况只会越来越糟，我心里有数。所以这就是为什么我一直说，大家都要直面我的死亡。我深爱自己在这个世界的所有亲人，但我已不能为任何人做任何事情了，他们反倒要为我操心，这真是太糟糕了！所以今天早上，我想哭却忍住没哭。我希望能听到妈妈告诉我，不要紧。我希望当自己醒来后，可以走到查克（帕特里西娅的丈夫）身边，牵着他的手，一起走进永恒的夕阳中，但那又是另外一个故事、另外一种气象、另外一段时光了。"

那时帕特里西娅表面一副轻松自在的样子，其实内心并非如此，她一直徘徊在对未知的恐惧和挫败感之间。她戴着面具进行伪装，只是为了让自己和他人都安下心来。毕竟，她不愿意别人为她的烦恼劳心费神。"每个人都有自己的烦恼，"她会说，"我永远不会向他人抱怨，因为总有人的境况比我还糟。"

当然，呼吸困难这一极端问题时有发作，每逢此时，帕特里西娅就会极度沮丧，只求速死。但到了生命的最后一周，这种请求更多表现为愤怒的发泄，而非真心求死。去世前几天，她躺在病榻上，坦陈了许多心声："人们总是尽最大努力让自己好起来，因为还有那么多人指望着自己。但现在我心甘情愿地放下一切，这种想法是最近才有的。"也就在这个时候，她不知从哪儿来的力气，居然想起来《哈姆雷特》中那段著名的独白，还背诵了起来："死了，睡着了。睡着了也许还会做梦——嗯，阻碍就在这儿。在那死的睡眠里，究竟将要做些什么梦。"

帕特里西娅总有办法让我补做大学时代欠下的功课。我只得再次求助谷歌，来温习到底是什么令哈姆雷特对来世心存挂碍。她背独白那天晚些时候，我便在网上搜索资料，搜着搜着忍不住笑了起来，想起几周前她曾经向我道歉，只因为她在我给其他医护人员分配任务的时候无意中打断了我。"你最好小心点哦，不然我很快就会坐上你的位子！"道完歉她又来了这么一句。那时我就知道，她若不在，我会想念她的。

在莎翁笔下那位孤独、绝望的男主人公看来，人们不知道"当我们摆脱了这一具腐朽的皮囊以后"还剩下什么，正是这一事实让我们将痛苦延续了这么久。尽管帕特里西娅身体上的疼痛不断加剧，还不断劝大家放手让她走，但她还是尽自己所能活得久一些。我猜想这一切都和爱密切相关：对家人的爱，以及对布法罗临终关怀中心研究团队的爱。她是我认识的非常无私的人之一，我很欣慰她能通过临终体验重新感受内在的自我。

临终体验与满足患者需求有关，不论这种需求是祈求原谅、等待指引、消除疑虑，还是单纯渴求关爱，都会在临终体验中体现出来。帕特里西娅一生中刻骨铭心的事件之一，就是母亲的早逝："母亲是在我9岁那年去世的，就在圣诞节前9天。她得了肺炎，已经没救了。"听着她的描述，我们看到了痛失亲人这件事给她造成了多么深的精神创伤。她清楚地记得自己对弥留之际的母亲说的最后一句话，这可能是她在面对死亡时，最天真烂漫却不合时宜的一句话——"今天，我的算数得了100分"。她解释道："不知怎么的，过了这么多年，这件事还留在我心中。我从来没有忘记这件事。我觉得那句话对她来说很重要，对我来说更是意义重大。那是我唯一能送她的礼物，我也觉得自己把礼物送出去了。那天晚上，她便与世长辞了。"

帕特里西娅继续分享着这次梦境的内容，她还说道："有时我觉得自己的几个孩子根本不懂我。"说完她又马上把这句不假思索、看似毫不相关的评价收了回去。但是我明白她的意思。作为父母的我们，有时也会在梦中变回小孩儿，但我们不太可能把这样的梦境分享给子女。因为对于临终病患的成年子女来说，要接受即将失去挚爱的父亲或母亲已经够难的了。然而，患者临终前的梦境的确会出现重返童年的场景。帕特里西娅在梦境中重返9岁那年，那个小女孩来跟母亲做最后道别。"妈妈躺在床上，头转了过来。病床周围挂着一个老式氧气帐。她看了我一眼，还挥了挥手。我心里有种感觉，我知道和妈妈临终话别这事我做不来。旁边的人笑着跟我说'打个招呼吧'，妈妈先说了一句'你好吗'，我答道'挺好的'。我记得这一幕。"

在患者关于临终梦境和幻觉的描述中，患者爱的人都只是"待在那儿"，看着他们，不说话，也不交流。可就算没有书面文字或口头表述，患者仍然能够体验到深度联系和交流。然而，帕特里西娅分享的梦境里有着完整的情节和对话，听到这些，我们也并不惊讶。在有生之年，她凡事皆不喜欢循规蹈矩，向死时又怎会如此呢？帕特里西娅终其一生都在探寻有价值的人生意义，期望自己的言行能够影响他人，一心为他人着想。她的临终体验也生动体现了这一点。

观察到临终体验的抚慰作用后，我们很快发现，这些体验赐予患者的不仅仅是舒适感。最近的一项研究证明，临终梦境和幻觉也能促进"创伤后成长"。"创伤后成长"指的是一个人遭遇应激性生活事件（如疾病或创伤）后的成长。[19]换句话说，即有一种适应能力——患者身上存在一种独立的、精神上的、具有认知意义的适应机制，通过这一机制，患者会凭借积极的心理变化摆脱死亡过程的束缚。帕特里西娅和弗兰克的情况正是如此，前者的成长体现在个人力量的增强上，后者的成长在本质上更倾向于心灵成长。

走到生命的尽头，那些临终患者的健康状况也许会不断恶化，但他们在临终梦境和幻觉中真切体验的情感认同、精神认同以及人际关系却是畅通无阻、无处不在的。从这个意义上看，与其说临终体验否认了生命的终结，倒不如说它超越了肉体的死亡，去创造了一种更加有意义的过渡。临终体验让患者得到了放松精神的机会，还治愈了患者的心灵，这是医学目前无法达到的功效。

后来我去探望过帕特里西娅几次，有一次我明知故问："要是再做梦的话，你想梦见谁啊？"不出所料，她回答道："我希望梦到我的母亲，因为我还没来得及了解她。"

帕特里西娅离世前，我去见了她最后一面。那时她已经不能说话了，看上去也不能再做任何反应。我俯下身子悄悄问她，有没有再见到母亲，其实并未指望她能回答，但她微笑着，点了点头，手朝上指了指。

她什么也没说，但一切尽在不言中。

第四章

最后的赦免

你不必跪行一百英里①，穿过荒漠，忏悔。

——美国诗人　玛丽·奥利弗

本书所写的故事并非刻意暗示诸位，死亡降临不过是一次温暖的拥抱，也没有着意指出临终梦境和幻觉一定能给人带来某种形式的抚慰。临终梦境和幻觉未必总能安抚弥留之际的患者。在我们研究过的临终梦境中，有18%其实是令患者感到痛苦的。[20]例如，在生活中遭受过重创的患者可能会在临终梦境中再次面对这一创伤，而另外一些患者则可能被强烈的负罪感压垮。

有观点认为，所有临终梦境都预示着患者内心的平和，但在布法罗临终关怀中心，有一位名叫埃迪的患者，他的临终体验便挑战了这一观点。69岁的埃迪从前是一名警察，罹患晚期肺癌。埃迪有时在我们临终关怀中心接受护理，有时在家中接受护理。在临终

①　1英里约等于1.609千米。——译者注

关怀中心的时候，他经历了许多反复出现的临终梦境。不幸的是，埃迪呼吸急促的问题越来越严重，因此他每天大部分时间只能待在床上。他和已成年的女儿金姆一起生活。金姆是埃迪第二段婚姻中所生的孩子，她竭尽全力地满足埃迪的需求，但需要有人协助。埃迪已经失去了爱妻席琳，他的"美人儿"在4年前因乳腺癌离开了人世。

说来也怪，埃迪和我们的故事居然是从《纽约时报》开始的。《纽约时报》"科学版"的记者简·霍夫曼曾联系过我们，说她想写一篇文章，报道临终体验所具有的变革性力量。随后霍夫曼女士来到布法罗临终关怀中心，打算进行访谈，但她原本约好的两位患者正好有别的事。于是，我联系了医护人员，让他们看看是否有其他患者愿意聊聊自己的临终梦境。一位名叫唐娜的资深护士向我讲述了埃迪的情况，临终梦境害得他彻夜难眠。在确定他有兴趣接受采访后，唐娜安排记者霍夫曼与埃迪见了面。

通过沟通我们得知，霍夫曼女士原本期望有人向她展示临终梦境和幻觉在患者身上产生的积极效果。可不巧的是，她碰到了埃迪。

这位退休的警察称自己"从小就是个无赖""一直在和恶魔做斗争"。埃迪承认，他向来放荡不羁，当警察时"坏事做尽"，酗酒以及婚姻生活不检点这种事在自己身上常发生，这些决定了他过去生活的方方面面。他病得越重，临终梦境就让他越痛苦。在梦中，埃迪被迫重新经历那些不道德的过去和应受谴责的行为，良心越来越不安。埃迪常常强忍睡意以避免遭受恐惧和折磨，因为他知道只要一闭上眼，那些可怕而痛苦的往事就会浮现在脑海。就像那句话所说，"我们怎样活着，就会怎样死去"，埃迪的临终体验就像他过去的生活一样令他焦虑不安。

事实上，埃迪所出现的临终梦境和幻觉实在是太恐怖了，所以当唐娜第一次问他是否愿意参加这项临终研究时，他是拒绝的，理由是"不应该让别人知道我在梦中经历的恐惧"。可他又是个苦中作乐的人，随口又补充道："我实在太忙了——档期都排满啦！"

不管他是有意回绝还是在开玩笑，埃迪当时确实忙着和死神做斗争。他最终回心转意主要是因为他迫切需要吐露心声。梦境令他越来越痛苦，说出来，心里能舒坦些。

采访那天，这位前警察的任务就是自我坦白。埃迪没有任何隐瞒。用他姐姐玛吉的话来说，埃迪从小就"诚实得……有点过头"，其实"有时候有些事还是不说为好"。在采访过程中，埃迪压根儿没想着要对这位值得信赖的新听众——那位《纽约时报》的记者——隐瞒什么，只是自顾自地说着，粗鲁无礼，很情绪化。这就是他一直以来的行事方式。或许埃迪觉得《纽约时报》这个平台值得他毫无保留地坦白自己做过的错事吧。

埃迪反复经历的临终梦境，给他带来的是不断增加的愧疚和悔意，而非释然。埃迪承认自己曾经是一个"下流的警察"，过去做坏事的丑恶场面在梦中不断重现：他当警察时曾伪造证据，暴打嫌疑人，没有保护好无防御能力的人，目睹袭击时他也没有出手干预。在梦里，埃迪还会被刺伤、被击中或无法呼吸。事实上，埃迪在梦中所见的情景令他痛苦不堪，因此总要借助药物才能入眠。

埃迪的痛苦经历不仅限于他当警察的那段日子。他曾酗酒成瘾，无法自制，直到他眼看着就要失去一切——工作、妻子和理智——时，他才把酒戒了。埃迪对自己婚内出轨的行为也感到极为愧疚。他反复梦见自己向妻子席琳道歉，可她既不回应他的乞求，也不再提起埃迪伤透了她的心这回事。一想到他的"美人儿"可能没有在那头儿等他，埃迪就会陷入深深的恐惧之中。席琳会原谅他吗？她还爱他吗？在鬼门关前，已故的爱妻仍然是埃迪最深的遗憾和最大的幸福。

埃迪说自己脑中不断萦绕着自杀的念头："我没有自杀的打算，可脑中会一直冒出这样的想法。"在节假日的时候，埃迪会特别想念席琳，想起过去合家团圆的时刻，这使他陷入严重的抑郁状态。在去世前两年，埃迪曾指着手边的猎枪和弹药筒，恳请我们打电话让当地警察来没收他的武器："打911，他们会来收走这些的。"还有一次，他的女儿回家时发现埃迪吞枪了，正准备扣动扳机。女儿大喊救命，好一番劝解之后，埃迪才放弃自杀。那一次，他因"扬言"会按照自己最黑暗的想法行事而入院就医。埃迪想死，却并非因为不堪疾病之痛想自杀，是"那些痛苦的往事不断重现"让他一心求死。

采访完埃迪之后，霍夫曼女士感到十分不安，于是到办公室来找我。她已经"埃迪化"了。"埃迪化"是我们临终关怀中心的医护人员创造出的一个亲切的说法，用来指代埃迪直言不讳的说话方式。霍夫曼告诉我，她不知道该如何对待埃迪的故事，也不知道自己能否写这篇文章。埃迪的自白不仅"令人不安"，也不符合她对报道内容的预想，即临终体验具有积极的特性。如果说有什么变化的话，那就是霍夫曼强调埃迪的临终体验似乎会加重他的痛苦，而不是拯救他"饱受折磨的灵魂"。她问我是否意识到我们的观点和埃迪的描述之间存在矛盾。

　　事实上是我误导了她。看来我们总结出来的规律在埃迪身上失效了。我们之前大力宣传临终梦境具有抚慰心灵的潜能，并且终于引起了主流媒体的注意，但现在全都泡汤了。我立刻给那位推荐埃迪的护士唐娜打电话，问她介绍这么一个"劣迹斑斑"的患者来接受采访的时候到底在想什么。她立马反唇相讥道："你就说让我找一个经历过临终梦境的患者，可没说要找一个梦里又是彩虹又是小狗的患者！下次你要找玛丽·波平斯那样既纯洁又无辜的天使姐姐，麻烦就直说！"我赶紧谢过她，挂断了电话。

　　最终，《临终梦境新视角》这篇文章发表了，文中描述了令人心安和令人不安两种梦境。[21]霍夫曼女士选择不对二者之间任何潜在的矛盾发表意见。提到埃迪的时候，她也只是一笔带过，称他为"饱受折磨的灵魂"。她着重描写了那些能证明临终梦境具有积极作用的故事，比如84岁的卢西恩·梅杰斯，因患膀胱癌而去日无多，他高兴地说梦见自己"在克林顿大街上开车，载着我最好的朋友卡门还有我那3个十几岁的儿子"。其实他已经有20多年没和卡门说过话了，他的几个儿子也都60岁了。但梦见他们给卢西恩带来了快乐和平静，这种感觉一直伴随着他，直至生命终点。

　　于我而言，这篇文章的发表及时提醒了我，对于那些痛苦的临终梦境，我们还需要进一步理解其作用和影响。当我强行将埃迪的临终体验往大多数患者的体验上靠拢时，他的身影便怎么都挥之不去了。毕竟，要想保证研究的完整性，我们就必须尊重每个患者的经历，不论其是否符合我们根据研究得出的结论。所以，在埃迪去世3年后，我重新回看他的医疗记录。在生命终结时，一切心理创伤本应被抚平，但埃迪的临终体验与此相悖。一名警察离世之后还在敦促我们开展更加细致的"侦探"工作，这真是讽刺，也让我始终耿耿于怀。

在那些医疗记录中，我看到了埃迪过去不为人知的一面。我发现这位以审讯别人为工作的警察在生命尽头竟然成了一个招供者，不断地坦白自我：与医护人员交流健康状况的日常对话变成了他痛陈过去的"故事会"。埃迪逢人就讲自己在工作中做过的不义之事，甚至是违法的事。不管在身边照顾他的是医生、护士、牧师、清洁工，还是访客，他都说个不停。埃迪把羞愧当作"俗人才会在意的东西"，而他毫不在乎，一边分享自己过去的斑斑劣迹，一边承认心中无法承受的负担。他的生活展现得淋漓尽致。埃迪不只是在等待审判，更是在积极而执着地寻求审判。

在这段吐露心声的时间里，埃迪还非常讽刺地一直重复自己的口头禅："过去的就过去了，我又不能改变过去，为什么要老想它？"但他就是深陷其中，难以释怀。也许，这种晚年的自我鞭笞是一种忏悔；也许，这是他为了换取平静必须付出的代价，以求寻回被生命尽头那些痛苦的梦境夺走的安宁。埃迪常常回顾过去，但有时也会向前看。他很清楚自己死后会受到惩罚，所以总会费心思猜想惩罚的方式："我酗酒、滥交，但我觉得上帝不至于让我下地狱。我是说，我的罪过又不像杀人什么的那么大。见鬼，我连真正的架都没打过。不过，他可能会把我送到炼狱中待上一段时间。"埃迪的身体越来越虚弱，但他救赎自己灵魂的愿望越来越强烈。时间不多了，所以他更急于坦白自我。他拼尽全力去和过去那个一再"出格"的自己和解。埃迪曾是一个为法律和秩序而战的人，但也曾昧着良心做过错事。

埃迪的临终体验是自我心声的袒露，也与长期虐待有关，他既是施暴者也是受害者。埃迪的梦境中重现了他十几岁时被叔叔性骚扰的场景。埃迪始终无法摆脱这一阴影。他为发生的一切不停地责怪自己，因为他从虐待中"得到了好处"："他会让我用他的车，给我买衣服，或者给我钱。"刚成年时，埃迪被剥夺了自主做决定的权利，现在他和许多受害者一样，将责任归咎于年轻时受伤害的自己，由此希望重新掌握自主权。毕竟，自责的人认为那都是自己的错，言下之意，即自责有助于恢复人格，恢复那个即便尚未支离破碎也早已被虐得体无完肤的人格。对于年少的埃迪来说，自责也是他当时唯一的选择，因为他根本不可能揭露事实："我不能告诉我父亲，他是不会相信我的。"

埃迪，一位道德败坏的警察，一个饱受折磨的灵魂，也曾是个被人侵害的孩子。我们一直在挖掘这个人的新故事，但任务还没有完成，他身上还有更多故事留待发现。

几年之后，我才见到埃迪的家人，希望从丧亲者的角度收集更多关于埃迪临终体验的信息。埃迪的 4 个孩子中，金姆和瑞安欣然同意与我见面聊聊他们已故的父亲。儿子瑞安 40 多岁，有两个孩子；女儿金姆 30 岁，正致力于音乐事业。埃迪去世时和他住在一起的，正是金姆。

与金姆和瑞安的会面让我意识到，我还没有发掘出埃迪临终体验背后的全部故事，也没有完全理解这些故事的作用。那个曾经在梦中痛苦不堪的人，让我们感到困惑的人，已经去世好几年了，但他仍然能让我们的内心波澜骤起。

瑞安和金姆都读了《纽约时报》的文章，他们和我见面在一定程度上也是为了澄清一些事实。特别是金姆，她解释说自己无法认同文章中将父亲描述为"饱受折磨的灵魂"。"没错，他的确有遗憾，"金姆满怀深情地说，"但那是因为他有良知，有痛苦的过去，还有因疾病折磨戛然而止的一生。"金姆眼含热泪，继续为记忆中的父亲辩护。她字字动情，能言善辩，欣然接受父亲人性中的方方面面，那个劣迹斑斑的罪人，那个说话带刺的迷人男子，那个沮丧、低迷的患者，最重要的是，他是个心中有爱的人，这一点比上述一切都重要。金姆为我们描述了一个有担当的男人，对埃迪来说，在 51 岁便忍痛退休是一种荣耀，因为他觉得自己的肺病会削弱工作能力。埃迪曾推论道，如果自己在爬楼梯去提供支援时，喘不上气爬不上去怎么办？如果因为自己隐瞒病情，导致同伴发生什么不测怎么办？那他永远不会原谅自己，所以埃迪退休了。但他从来没有真正离开过警队，至少在精神上没有。金姆回忆起父亲退休 15 年后，仍然和以前的队友保持着联系，参加退休聚会。是的，埃迪有很多缺点，也有不堪的过去，但他也是一个伟大的父亲、一个深受爱戴的警察，一个犯过错、受过伤、爱过、悔过、为自己的过错付出了代价的人。

那个富有爱心的埃迪终于呈现在我眼前，按他几位家人的话说，他会"尽一切力量帮助别人"；埃迪是"最伟大的父亲"，他无处不在且坚定有力的支持让女儿度过了快乐的童年。最后要说的一点是，埃迪由他的姐姐玛吉抚养长大，她满怀爱意地照顾着自己的宝贝弟弟，陪他走到生命的尽头。有些临终关怀中心的医护人员，比如唐娜，仍然深深记得埃迪是一个幽默而健谈的人，这也许是因为他天生的魅力，也许是因为他承担过失的坦荡，由此博得了医护人员的喜爱。埃迪喜欢夸口说等他从布法罗临终关怀中心出院的时候，他就从这里"毕业"了。

埃迪是一个有缺点的人，有时他的所作所为可以说是不道德的，甚至是不合法的，但他也有深厚的爱、忠诚和理解。有趣的是，这些不协调甚至是互相矛盾的特性共同定义了埃迪这个人，并且在他的临终体验中体现得淋漓尽致。

就在去世前不久，埃迪酣睡了整整 36 个小时，醒来时神清气爽，且莫名地感到欣喜若狂。随后，他给比较亲近的亲人打了一圈电话。埃迪联系了他的两个儿子，说自己很爱他们，并为他们取得的成就感到骄傲。他还给姐姐玛吉打了电话，她当时正赶着去守灵，埃迪告诉她，她很快就要有另一场灵守了——为他守灵。埃迪又说："当着主的面，一切皆已安排妥当。"他与从前的神父加拉格尔约好了一次忏悔圣事，然后告诉玛吉："我知道这对你来说有多重要，所以这事得让你知道。"我不禁感到好奇，埃迪的那次忏悔圣事到底是自己重拾信仰的标志，还是哄姐姐开心的刻意安排。因为埃迪真的有可能为姐姐这样做。

父亲的回光返照以及对宗教信仰的转变让金姆目瞪口呆。在入睡前，埃迪的认知能力和呼吸能力急剧下降，令他语无伦次，一觉醒来竟然紧接着出现了上述情形。事实上，金姆压根儿不知道父亲是怎么找到电话的，又是如何拨通了电话重新联系到亲人的。金姆说，现在她总算明白什么是临终体验了，要是她当时知道就好了，因为这样她就能看懂父亲短暂的清醒背后意味着什么：那是生命尽头的赦免，而不是临床好转或死亡推迟的迹象。

几小时后，埃迪转头看着金姆，微笑着说了句："我要去找你妈妈了。"然后，他平静地去往另一个世界了，耳畔女儿的话让他心满意足："爸爸，妈妈在等你。"

我们曾将埃迪视为经受痛苦的临终梦境的典型患者，但他终究平静地跨过了死亡之门。尽管所有的创伤和不断加剧的心理动荡扰乱了埃迪的生活和梦境，但他最终还是获得了安慰。他最后的旅程与其说是一个人生的例外，不如说是主旋律下的一段变奏。在他的故事中，有一段过去我完全没有注意到的进程，如今却为我们进一步理解临终体验提供了新的视角。

埃迪，一个始终担心自己今生的罪恶会影响来世状态的人，在弥留之际，突然把别人的需要看得比自己还重。走向死亡的体验让他诚实无欺，发自内心地关心别人，同时也能坦然地迎接最终审判。他没有为可能下地狱而烦恼，而是伸出手来，祝福他所爱的人。埃迪正倒退着走向坟墓，但在此之前，他心甘情愿地接受了一个事实，其中包含痛苦、遗憾、意义，以及依照天主教信仰所做的忏悔。最重要的是，埃迪通过临终体验蜕变为一个更好的人。

即便是医学的全部效力加上奇迹，也不可能在临终前几小时将埃迪这样的患者从最深的绝望中拉出来，赋予其愉悦的平静。人类的心灵具有惊人的自我疗愈能力，能在生命的尽头找到意义、宽恕和平静，没有任何抗抑郁药物或谈话疗法能与之相提并论。这神奇的力量极具诱惑力，让人想弄清楚究竟是祈祷、冥想、梦境，还是一场噩梦将濒死的患者带入更高的意识中。但这种转变的影响比它的成因更为重要，它能让人在生命的终点感受到近乎神奇而又极具魔力的效果。

这种转变的非凡之处，不在于发生了什么，也不在于怎么发生的，而在于它实实在在地发生了。如果患者本人不主动求死，那么就不需要从临终过程中挖掘意义。没有必要寻找答案，因为生命快要结束时所发生的事情不存在疑问。临终过程本身就是答案——一个不言自明、鼓舞人心而又富有意义的答案。临终过程不需要被干预，也不需要被猜测，只消存在便可。尽管临终之人在文化、种族、性别、教育、民族、经济或精神等各方面背景或状况看似不同，但临终过程在生命尽头呈现的，不过是一再重复出现的相似场景。这是一种普遍现象，总是与爱有关。

我们永远都不会知道，在埃迪临终前酣睡的那 36 个小时里，他安宁的内心深处究竟发生了什么，又是什么让这一觉不同于从前那个他醒来就想轻生的恐怖之夜。埃迪有没有和已故的亲人、和他的"善良天使"或者是他心中的上帝说话？他得到原谅了吗？他感到被爱了吗？我们只能猜测，甚至都不能确定他究竟有没有做梦。然而，我们确信当埃迪闭上眼睛和自己的内心对话时，一定发生了什么。他不再需要一遍遍讲述自己的故事，去解释、辩解、坦白、忏悔，或者预想来世的惩罚，也不再需要引起别人的注意和评判，但正是在这些不为人知的时刻，当他的肉体无限接近死亡的时候，埃迪的内心世界经历了一次彻底的转变，让他以更好的自我度过了此生的最后几个小时。

埃迪生命历程中的最后 36 个小时是极具变革性的，但我们不能因此忽略一个事实，即在这之前他曾经历过数月的良心谴责，以及贯穿一生的内心矛盾。我们都曾亲眼见证埃迪表露出来的痛苦。深埋于心中的人性需要回溯其过去才能看到，而不是仅仅关注其生命的最后一刻。我们需要纵观他的一生，透过他和他家人的眼睛，理解临终体验的全部影响。

埃迪的故事让我们明白，临终体验从来不是单一的事件。从旁观者的角度草草看一眼是无法观察到临终体验的，观察它需要最宽广的镜头。临终体验是迂回的、纠缠的、关联的、持久的，有时甚至是无法理解的，但不论这些梦境是积极的抑或是消极的，最后都会给患者带来内心的平和。在曲折的道路上，埃迪时而遭受痛苦，时而得到安慰，但他始终朝着同一个方向和目的地前进。对于埃迪这样的人来说，我们不能给出简单的判断，虽然他们的生活与我们对善与恶的理解相悖，但他们的人生之路仍然是有意义的。

我们天真地以为自己对临终体验的研究已经建立起了一个二元模型，把噩梦与美梦看作泾渭分明的两类，但在现实生活中，临终体验显然充满了变数。多亏了像埃迪这样的患者，我们才意识到在患者弥留之际出现的那些痛苦的梦并不一定会让临终过程变得混乱而焦虑。在痛苦的表象之下，这类梦境通常蕴含着领悟意义、获得宽恕以及恢复平静的最佳时机。噩梦与美梦在内容上可能截然相反，但所带来的结果可能是一样的。

没过多久，其他患者的临终体验也出现了类似的情况。这些临终体验与埃迪最后的旅程相似，虽然坎坷，却也是一种救赎。讽刺的是，这次的主人公终其一生罪行累累、吸毒成瘾，他的内心也从愧疚转为慰藉，与警察埃迪的艰难演变最为相仿。

在很多方面，德韦恩是另一个埃迪：德韦恩48岁，在长期滥用药物之后罹患喉癌，濒临死亡。长期以来，德韦恩的生活就是犯罪和蹲监狱。令人惊讶的是，这个亡命之徒与警察埃迪有着相似的临终体验。警察和罪犯竟有了共同点，我觉得埃迪本人知道后很可能会觉得好笑吧。

与埃迪一样，这位德韦恩也让人捉摸不透：他既迷人又有趣，既善于交际又温暖热情，丝毫不因违法犯罪的生活而苦恼，因为他的疾病给了他"免罪金牌"。德韦恩说自己曾过着"干一票就赶紧跑"的生活，但讽刺的是，他居然对此表现得心安理得。他曾因自卫杀过两个人，却并未落得个暴徒的恶名。虽说法院判他无罪，但德韦恩现在竟能如此漫不经心，令人完全想象不到这位先生过去的所作所为。德韦恩表现得好像自己曾经的种种行为并不能决定他是什么样的人一样。

尽管德韦恩身体虚弱，但每当我们走进他的病房时，他总是努力站起来和我们握手。当德韦恩拖着双腿在走廊里蹒跚而行时，即便有医疗助行器支撑着他，他浑身也会颤抖个不停。这种时候德韦恩总会说："一切都会好起来的，老兄，上帝爱你。""走得可真不赖，老伙计，咱们都能去爬山了！"他带着无比愉快和灿烂的笑容，又补了一句："但我可能得再来一个铁家伙撑着才行。"

没过多久，我就明白了德韦恩的漫不经心实际上是一种生存机制。如果他看起来无忧无虑，总是在开玩笑，似乎轻松又自在，那绝不是因为他不在乎，而是因为他过去从没有享受过现在这样安稳的日子。德韦恩一生都在街头游荡度日，吸毒带给他的压力、恐惧和痛苦，他又靠毒品来缓解。自16岁起，他就一直在绕着毒瘾打转。对他来说，最重要的就是及时搞到毒品，避免在下次毒瘾发作的时候感到恶心和焦虑。

德韦恩第一次用毒品来应对现实世界中的苦难和暴力，是很久以前的事了，他已经记不清毒瘾是从什么时候开始控制自己的生活了。和大多数瘾君子一样，德韦恩靠吸毒来摆脱肉体上和精神上所受的折磨。他也说不清自己是怎么成了这副模样，又是从何时起成了这副模样。德韦恩陷入了偷窃—交易—吸毒的死循环，根本没有时间去思考和感受。他困在一种求生模式中，压根儿无法停下来，也无暇理会由此给他人和自己造成的痛苦和伤害。

对于德韦恩来说，由于身患绝症、行动受限而戒毒，并没有改变他的生活观。德韦恩求生的本能始终很强烈，一想到重回街头他就害怕，求生的本能更加强烈了。

德韦恩仍然"谈街色变"。在聆听他对街道的描述时，我在心中忍不住慨叹，他的经历与我何其不同啊！对我来说，街道不过是从这儿到那儿的一条路，不过是通往终点的一种手段罢了。但对德韦恩来说，街就是家。那是他住的地方，可他永远无法住得理直气壮，也永远无法做到无须设防。这条街不属于他，可他却属于这条街。这条街从来不是"我的街"，它从来都只是"那条街"，一个遍布恶棍和暴徒，始终充满威胁、不公、犯罪、恐惧和恐怖的地方。在那里，他不断偷窃，这样就能不断弄到各种毒品；在那里，他终日担心性命不保；在那里，他为了活命两次夺人性命。

到达布法罗临终关怀中心后，德韦恩再也不想回顾过去了。因为他终于到达一个安全而舒适的地方，回顾过去对他来说太冒险了。回忆往事意味着要处理那些不可调和的事，要应对曾经的放纵、饥饿、不义和谋杀。德韦恩一直在逃避自己犯下的种种恶行，可他的临终体验却与自己过去的经历如出一辙。

和埃迪一样，德韦恩也希望从过往中获得救赎。可在回看自己昔日的种种失败和罪行时，他的首要任务是保护自己不被羞愧和内疚压垮。能让德韦恩获得自己所需的觉醒的，终究还是令他感到痛苦的临终体验。这一点也和埃迪一样。

在令德韦恩最为不安的梦境中，有人死死地抓住他，并刺中了他患癌的部位："就是这场噩梦！在梦里，我好像在和谁打架。从前，我可能对街上的人做了错事，现在他们追上了我，也知道我得了喉癌。他们好像在动刀子，想从患癌部位切断我的脖子。这就是我在梦中的感受。后来我醒了，可我仍然无法如释重负。我很痛苦。"德韦恩经历的这场暴力梦境是对他的过往发动的一次报复性攻击。

德韦恩向照顾自己的护士讲了这个噩梦，护士安慰他说这没什么大不了的，"很多人睡着时都会说梦话"。但德韦恩是不信这话的。"不，那可是十分真实的。"他坚持说。护士问他是不是得拿点药，他点了点头："因为刚刚做的那个噩梦，脖子现在还疼呢！"临终关怀行业的先驱西塞莉·桑德斯博士曾提出"疼痛的全貌"这个概念，指的是一个人不仅会经历心理和情绪混乱，而且会感到身体疼痛。德韦恩对梦中伤口的感受真真切切，正是这一概念的沉重例证。临终体验拨动了德韦恩的心弦，因此在这个过程中，身体的现实感受和梦境之间的界限便愈加模糊了。

和埃迪一样，德韦恩反复出现梦境和幻觉，导致他在生命终结时的举止和态度发生了根本性的转变。他参与拍摄关于临终体验的纪录片时，这一转变更加明显。德韦恩一直是布法罗临终关怀中心最能调侃别人的人，但他在镜头前准备告诉我们自己反复出现的梦境时，却无法自控地啜泣起来。我们熟悉的那个德韦恩天不怕、地不怕——凡事都能笑得出来——但此时此刻，他却变得如此脆弱，简直不像他。镜头前的德韦恩痛哭流涕，颤抖个不停，一边说，一边不停地流泪。我们既不能打断他，又不忍心听下去。我们因埃迪的梦境内容而感到震惊，而德韦恩分享临终体验时表现出的那种悲痛让我们心碎。

德韦恩终于直面过去，不再一味逃避。现在，他是一个寻求救赎的人，总是说患癌就是因果报应，也后悔自己过去"干一票就赶紧跑"的生活："我伤害过很多人，这一点我很清楚，也为此感到懊悔不已。你知道，我非常懊悔，一心希望并恳请他们能原谅我。过去我曾挖空心思，无恶不作，惹他们厌恶，但他们亲眼见着我遭到报应了啊。我只是不想让他们到死都恨我，不希望他们说'那个混蛋'——原谅我说话粗鲁——'现在他遭殃了，就以为我们把过去的事都忘了，想得美！现在就给他点儿颜色瞧瞧'。我不会骗你的，我过去吸过毒，那不是什么好事。伙计，不是什么好事。我不想再过那样的日子。那样对你们不好，对我也不好。也许对别人好，但对我自己不好，因为我知道毒品会让我万劫不复。我只向我的神灵祈祷，希望他帮助我远离毒品，让我能在临终关怀中心的各位伙伴的帮助下戒毒。你知道，我不会把在街上认识的人称作朋友。我没有朋友，因为我熟悉的人中有 95% 到 98% 当时也和我一样，干着非法勾当。"

德韦恩十分确信，自己已是行将就木之人了。那个反复出现的梦又有了不同的版本，他描述道："那家伙用硫酸灌进我的脖子，害我的脖子烧了个洞。我感觉这件倒霉事很快就会发生，就连那个恶徒的模样我都画得出来。现在我正竭力避免这家伙对我造成伤害，避免他给我带来更多痛苦。总做噩梦，是因为我最近总是想起自己做过的错事。那时的我不是什么好人，整日胡作非为，街头流浪，伤害过那么多人，实在太不应该了！"毫无疑问，在德韦恩的心中，他的临终体验要让他为过去犯下的错误和罪行付出代价。但他心甘情愿，只要能补偿他最在乎的那个人——他的女儿布里塔妮，怎么都行。

德韦恩还剩下约两周的时间，最后的愿望是和女儿团聚。他不停地寻找女儿，他需要女儿的谅解。当他得知女儿在坐牢时，便愈加不安起来。吸毒成瘾者的子女中滥用毒品的概率极高，德韦恩的女儿也未能躲过。一想到无法见到女儿，德韦恩就会陷入深深的沮丧中。

德韦恩的医生梅甘·法雷尔恩请监狱让布里塔妮出来探视父亲，这样女儿就能陪伴父亲走完他最后的时光了。谢天谢地，这一请求得到了批准。我们决定不让德韦恩知道我们的计划，以防出了岔子。布里塔妮戴着脚踝监控器出狱探视了，悄悄来到临终关怀中心。彼时德韦恩像往日一样开始在这里散步，步履缓慢却平稳。他身子向前微探着撑在助行器上，在护士的帮助下拖着脚步慢慢走着，一脸愁容。这时，他的女儿来了。布里塔妮什么都没说，只轻轻喊了一声："嘿，老爸。"

德韦恩登时呆住了。他抬起头，挺直了肩膀。他已经听出了女儿的声音，此时脸上露出了无比灿烂的笑容。他转过身来，把助行器挪到身侧，迅速将胳膊从护士手里抽出来，张开双臂走向自己的孩子，脸上洋溢着幸福的微笑。此情此景，就像一股超级电流突然流经了他的身体，令他重新获得了力量。父女俩抱头痛哭，紧紧地搂在一起，久久不愿松开。他们说着、笑着，眼泪却流个不停。在场的所有人眼眶都湿润了。

德韦恩一次又一次地向女儿道歉。多年来，他迫于生存始终不愿承认自己心存愧疚，但此刻他一股脑儿地说了出来。德韦恩受到内心的驱使正视过去，并且做出补偿："我确实……确实拿走了你的东西。我不是要故意伤害你的。"德韦恩不停地告诉女儿，他曾经从她那里偷了很多东西去换毒品，甚至连食品券都偷了。

布里塔妮的回答则令人十分动容："我根本不在乎那件事，我只想让你好起来。那都不过是一些物质，没了还有机会找补回来，可你没了就再也找不回来了。我来这儿就是为了看你，只有你让我放心不下啊！"

在接下来的 4 周里——因为德韦恩奋力从死神手里抢回了一些时间，比最初的病情判断多活了两周——布里塔妮每天都来看望父亲，一待就是几个小时，并且给他带了许多气球，用来装饰他的房间，跟他拍了许多照片。他们会重温当天的细节，享受当下，笑谈过往，一起玩乐。这 4 周里，德韦恩弥补了过去的错误，同时对自己现下的幸福也表达了感激之情："来临终关怀中心后，我学到了很多很多。在这里，我明白了要让人敬己，先要己敬人。我这样的年纪，应该早就明白这个道理啊！过去，我就像在一个小黑屋里，眼里根本看不到旁人，心里只有自己，只在意自己想要什么，好像这个世界与我毫无关系一样。这样是不对的，这个世界上不只有我自己。我知道自己内心深处是有善意的。我只需表达这份善意就好，我得让别人看到我身上好的一面。如果我不展现自己的善意，如果我一直把善意埋在心底，自己就不会成长。我会一直困在一个地方，以为自己在前进，其实是在原地踏步。所以，临终关怀中心教会了我很多东西，让我明白了自己想要怎样的生活，而我的一切又该怎样反转，如己所愿向好发展，你知道的。我想尽我所能改变自己的生活方式。这就是我想做的，我希望别人眼中的我还是德韦恩，不过却是一个脱胎换骨的德韦恩。没错，要脱胎换骨的。"德韦恩只剩下几周的生命了，他也清楚这一点，却能在生命接近尾声时，发自内心地谈到成长。他的话语和展现出来的人性对我们每个人产生了深刻的影响，我们实在自愧不如。

对德韦恩来说，临终体验是他漫长的赎罪过程的起点，与女儿的见面则是这一过程的大结局。至于布里塔妮，她对父亲痛苦的梦境一无所知，父女相见对她来说意味着重新找到自己深爱过的父亲最好的一面，不管他有多少缺点。布里塔妮可以看出"父亲因为伤害过我而感到无比痛苦，这比他的疾病还让他难受"。这次重逢也让她改变了自己的生活。从那之后，她决定不再吸毒。

对德韦恩来说，与女儿团聚给他带来了意义、保护和仁慈，这些恰恰是他的母亲没有给过他的。他的母亲乔安妮在 72 岁的时候仍然是个瘾君子，当时德韦恩已病入膏肓，卧床不起，她居然还偷了儿子的止痛药，只为自己快活。本该最爱他的人，却时时带给他无边痛苦。而德韦恩偷自己女儿东西的做法，与他母亲的做法如出一辙。当德韦恩哭着向女儿请求宽恕并希望得到原谅时，这种恶性循环终于被打破了。他的女儿很爱他，纵使他犯下了那么多大错，可在女儿心中，父亲永远最大。

救赎，不仅仅是一个概念或想法，也是一种行为。德韦恩的转变可能是由他的临终体验引发的，但正是通过布里塔妮，这种救赎才终得实现。德韦恩需要的不只是上帝的宽恕，更需要女儿的宽恕。女儿成为德韦恩获得平静与释然的媒介。在他最困惑、最害怕、最痛苦的时候，布里塔妮给他带来了安全感。没有她，德韦恩的临终体验就不会转化为爱的显现；没有她，德韦恩就会孤独离世，无人陪伴。

和埃迪一样，德韦恩需要得到女儿的宽恕才能安然离世。这可能也是生命轮回的一部分——经由我们来到这个世界的人，通常会帮助我们离开这个世界。

当德韦恩离开我们时，他已经在这里收获了一批粉丝。法雷尔医生非常清楚，由德韦恩的母亲充当看护人实在无法令人放心，因为乔安妮很可能会把他的药拿走，因此法雷尔医生就安排德韦恩住在我们中心，直到去世。她还负担了德韦恩的治疗费用。和这里的大多数工作人员一样，法雷尔医生对德韦恩不只是照料护理，更是关爱有加。

后来我得知，德韦恩曾经就医的另一家布法罗诊所"临终者之友"，是一个帮助穷人、流浪者和赤贫者的慈善组织，他们把德韦恩的照片挂在诊所门口。对此我一点也不感到奇怪。因为德韦恩·厄尔·约翰逊所到之处都留下了他的印记。法雷尔医生说得对，德韦恩是"一个了不起的人……独一无二，影响非凡。谁会想到这样背景、这样境遇的一个人，居然能让我们所有人站在自己的圈子里对他满心好奇——他是怎样的人？又是怎样影响他和我们共生的这个世界的？他的世界和我们的世界各自运行，却又如此渴望产生交集"。

也许对死亡最恰当的界定，就是曾经分离的两个世界合二为一之时。德韦恩生前也许一直过着瘾君子的生活，但去世时他心怀良知，并且如法雷尔医生所说，还对他人产生了深远影响。那个从来没有以个人名义收到过账单，没有家，没有车，甚至连驾照都没有的街头骗子，那个曾失去一切的人，离世时却拥有了一切。德韦恩去世时找回了最好的自我，他是一个受女儿爱戴的父亲，一个令人钦佩的人，因为正如他女儿所说："毒品可能让他做了许多坏事，但这些事从来没有改变他的本质。"

在生命终结的时刻，善与恶通常都会显露无遗，却又模糊不清，因为生命只关注自身的终点。一旦我们认识到人性有太多形式和太多矛盾时，就不会简单地以善恶评判一个人了。当一个人器官衰竭、生命终止时，我们就能再次清晰地看到这个人的全部。

埃迪和德韦恩，警察和罪犯，他们都经历过痛苦的临终体验，临终体验带他们走进人生最后的审判。正是从病床边的一个特殊视角，我看到了两人不同的世界，并确定他们和我们有着共同的人性。

第五章

怎样活着，就怎样死去

在生者与死者的国度之间，有一座桥，那座桥就是爱。

它是唯一的幸存之物，也是唯一的意义。

——《圣路易斯雷大桥》 桑顿·怀尔德

　　我们的患者一次又一次地证实了临终过程的真正意义——恢复我们之间最深层的联系，再次确认爱与被爱的能力。通过临终体验，那些患者通常会与他们心目中最重要的人重新建立起联系。就算有些患者的人生已是支离破碎，但在临终时刻，他们却能用自己的方式建立起联系，寻得归属。

　　这是多丽丝的临终体验令我大为震惊的原因。我遇到她时，她已83岁高龄，有7个兄弟姐妹，经历了3段婚姻，养育了6个孩子，人生不可谓不充实，可她的临终体验却和亲情半点边儿都不沾。这又是一位实际的临终体验与我们的研究不符的患者。我们最初只是将临终体验分为安慰性和非安慰性两类，而我们亲眼见证的案例却要复杂得多，这样的分类明显无法对此做出充分的解释。后来，我越来越清楚地意识到，要想理解埃迪、德韦恩和多丽丝这样的患者，我们需要做的不是仅仅记录他们的病史，或提供某种理论一劳永逸地阐明其临终体验的运作方式，我们真正需要做的是用心倾听他们的故事。

我们的大多数患者都曾在临终梦境和幻觉中与已逝的亲人团聚，这样的体验的确意义重大。然而，多丽丝似乎在亲情的羁绊之外感受到了自由。梦里的她翱翔于天空之中，无拘无束地飞过云端和楼顶，没有丝毫畏惧。这是她体会过的最令人兴奋的感觉之一。飞翔让她充满力量，就像拥有了超级英雄的能力："我在飞——只须脚一点地，就飞起来了——于是我跟身边的每一个人说：'只要一点信心，哪怕只有一点点，便会有如神助，你也能随心远游。'但我是世界上唯一一个可以飞来飞去的人，我可以飞到山顶，或者任何地方，俯视这些被困在钢筋水泥里的人。"梦中的多丽丝，在乌泱泱的人群中飞了起来，她发现自己处在非常快乐的状态中，"完全不想醒来"。梦的最后，她看到了一个长着翅膀的天使，飞过教堂的彩绘玻璃窗，惊呆了围观的人群。

多丽丝似乎觉得这个无关亲情的梦不足为奇，她还直直地盯着我的眼睛，声称不知道爱是何种感觉。这种感觉对她来说是陌生的，所以根本无法引起她的共鸣。她从来没有感受到爱，而且每次说起此事并无悲戚不安，仿佛这是世上最自然而然的事情："爱嘛，我不是很懂。我会尽本分做事，也能说些这样的话，只是没什么感觉。电视机上总在演些情啊爱啊的，看的时候我就在想：'怎么会这样呢？他们亲吻的时候为什么要闭上眼睛？'也许这事跟我也挨不上边。我发现自己总是在纳闷，究竟是什么让这些人坠入爱河？"当时我正跟多丽丝聊着她的梦境，但梦境的内容还有她关于爱的表述（更确切地说，是缺乏爱的表述），让我不知该如何聊下去了。我突然觉得，这种感觉一定与那位《纽约时报》的记者简·霍夫曼采访埃迪时的感受如出一辙。她本来期望能采访到一位患者，通过他的体验来阐明临终梦境具有鼓舞人心的作用，结果埃迪分享的都是道德败坏的故事。我原本也以为会遇到一个福荫儿孙的老祖母，却不想这位竟是个性张扬、特立独行的人，还满嘴说着不懂爱。多丽丝很迷人，绝对与众不同。看来患者总有办法挑战我们的认知啊。

多丽丝说话有些直接，这在她这个年纪的人中不多见。我已经习惯了老年人表达自我的方式，他们敏感、矜持，甚至会避实就虚。但多丽丝不是这样的，她会直入正题——摆明自己的观点——实话实说。用丘吉尔的话来说，机智就是"能让人满怀憧憬地走向地狱的能力"，多丽丝就特别幸运地拥有这样的天赋。不管别人最初是不是心想往之，她总能说得让人心动、行动。而且，她说话时也不会拐弯抹角、外圆内方的。我还记得当时跟她说过，我们在做一项关于患者临终梦境的研究，结果她问我："这个研究会影响你的从医之路吗？我的梦境跟我的呼吸又有什么关系呢？"听到这些我笑了——要说明白这些事，估计得写本书。

多丽丝让我想起了帕特里西娅，她和帕特里西娅一样伶牙俐齿，说话直截了当，但也不尽相同。她胆识过人、乐观向上，很容易让人忘记她身体虚弱。多丽丝和帕特里西娅一样，患有肺病，哪怕是最轻微的体力活动也会让她呼吸困难，但两人的相似之处仅此而已。事实上，如果意识到自己的话可能会让人感到震惊或冒犯，帕特里西娅就会克制自己，但多丽丝依然会我行我素。要不是她说得那么真切诚恳、机智诙谐，那些直白的话听起来真的很刺耳。

我记得，多丽丝未经提示就开始讲述她非凡生活中的种种细节。我很快就意识到，她的临终体验在内容上或许不同寻常，但与她的人生经历其实是高度契合的。

多丽丝的故事实在特别，其中一部分还被普利策奖得主迈克尔·德安东尼奥写进他的著作《弗纳尔德少年之殇》中。这本书细述了美国一些州立学校曾经将骇人听闻的"优生学"理论作为办学指导思想，因为多丽丝的经历与这一事件交织在一起，作者便以她的生活经历为例来展示一个时代的信仰。[22] 所谓"优生学"，即通过控制生育和设计优良的遗传特性来提高人口质量的科学。20 世纪中期，多丽丝被迫入读一所州立学校，这所学校当时以保持生物完美性的名义监禁着众多孩子。

多丽丝的童年与美国历史上这一可耻的标志性事件密切相关，但她描述这段经历时，语气却十分轻松随意，此情此景令我又一次备感震惊。但这也使我终于开始理解这位给我带来许多困惑的患者，也使我能够体会到，悲惨的境遇或许真的会让一个人放弃爱与被爱。于多丽丝而言，爱不只是她无法体验的感觉，也是她挣扎求生之路上的巨大负累。

多丽丝家境贫寒，家里有 8 个孩子，他们在马萨诸塞州的纽伯里波特长大。她的父亲托马斯是一名业余拳击手，每次严重酗酒时都会留下犯罪记录。他还有暴力倾向，面对多丽丝的母亲露丝时尤其凶残。多丽丝认为母亲总是忍气吞声，"她太害怕了，不敢反抗"。她记得自己常常在半夜被吵醒，听到父亲在殴打和强奸母亲："我们不确定发生了什么，但我们知道他在伤害妈妈，而妈妈很讨厌这样。"多丽丝在黑暗之中默不作声，紧紧抱着她的兄弟，等待暴行结束。她和兄弟们共睡一张单人床，上面全是虱子和跳蚤。他们生活在"脏得要命"的环境中，到处是污垢和老鼠，甚至还有人的排泄物，有时留在地上好几天。从外面看，他们住的木屋像完全被废弃了。

多丽丝清楚地记得那一天，他们在某个公司的院子里捡煤块时，州政府的人突然前来阻拦。母亲露丝带着他们爬到栅栏下面，试图拿回那些煤块，回家后好用来取暖，结果他们都被逮捕了，法官指责沮丧的母亲既"邋遢"又"懒惰"，没有能力好好照顾自己的孩子。多丽丝永远不会忘记母亲盯着法官时那悲痛的眼神。母亲的脸上覆着一层厚厚的污垢，泪水顺着她的脸颊落下，滑出两条深深的泪痕，直到现在，这两条泪痕都清晰地刻在多丽丝的脑海里。这或许就能解释，为什么多丽丝一直以来都不曾责怪母亲没有保护好她，而是归咎于爱本身。虽然她看到电视剧和电影中总是在歌颂人与人之间的爱，但现实生活里的爱无法护她周全。

几天后，父母不在家时，马萨诸塞州的社工突然出现在多丽丝的家门口。他们像几个孩子许诺有免费的甜筒吃，就这么把他们哄走了。随后，多丽丝被送到一个寄养家庭，而她的两个兄弟——阿尔伯特和罗伯特，则去了另一个寄养家庭。当时，她只有 8 岁，却再也见不到亲生母亲了。直到许多年后，多丽丝才与阿尔伯特和罗伯特二人重聚，她能重新联系上的亲人也只有这两个兄弟了。

让多丽丝寒心的可能首先是母爱，但州政府给她和她的兄弟安排的寄养家庭，也没比他们的原生家庭安全多少。在寄养家庭那些完全陌生的人手里，几个孩子经年累月地遭受虐待，从没有人用心照顾他们。最终，他们被转送到沃尔特·E.弗纳尔德州立学校。在那里，多丽丝从 12 岁长到 16 岁，度过了成长中关键的 4 年。为了探讨美国"优生学"的恐怖之处，迈克尔在《弗纳尔德少年之殇》中把这所学校单独拎出来举例，我也是通过这所学校的历史来寻找依据，试图去解读多丽丝那复杂的临终体验。

　　随着了解的深入，弗纳尔德州立学校越来越清晰地呈现在我眼前。该校成立于 1848 年，建校宗旨本是为帮助那些难以调教的孩子学习独立生活所需的技能，但到了 20 世纪 40 年代，也就是多丽丝和她的兄弟来到这里时，这所学校早已将投身慈善事业的使命和初衷抛诸脑后，转而追求"优生运动"了。那时，伪科学家们不再把他们眼中智力低下的人视作对人类的考验，而是视为人类的一种威胁。他们把畜牧学中选择性育种的原则运用到人类身上，用基因缺陷检测的方法来区分一个人有无价值。他们还认为智力是会遗传的，就像眼睛的颜色一样固定不变。事实上，诸如"低能""弱智""智障"这样的词曾经是医学术语。

　　这部分美国历史读起来实在骇人听闻。当时的伪科学家们执着于"先天基因决定人的优劣"，却无视摆在眼前的大量事实——后天混乱的环境和教育的缺失会严重影响孩子的成长。这就是多丽丝和她的兄弟们的遭遇。他们的家庭生活充斥着酗酒、家暴、失业和贫困等诸多问题，但多丽丝兄妹们被人简单地判定为"智力发育迟缓"。

　　被迫来到弗纳尔德州立学校就读，这意味着多丽丝周围总有"权威人士"在盯着她，他们不相信这个孩子能有什么长进，更不要说还能接受培训、改过自新并重返社会了。一到这里，多丽丝就接受了智力缺陷测试。对于她这种家庭背景的孩子来说，测试结果已成定局。多丽丝生动地再现了当时心理医生对她进行评估的场景：看到"一个拄着拐杖的女人拖着腿走了进来"，12岁的她觉得害怕极了。她还记得，在自己努力集中精神去完成折纸、搭积木等任务时，身子却止不住地颤抖着。她想自己一定是考砸了，没通过测试，因为随后她被带到了女生宿舍的病房。在那里，多丽丝发现许多孩子和自己一样，多半只是饱受贫苦、多灾多难的正常孩子，然而学校却认定她们有智力缺陷。

和多丽丝同病相怜的孩子们不仅会遭到监禁，而且会遭受护理员和年龄大一些孩子的霸凌、殴打和性侵等非人的虐待。有些孩子还会被当作实验对象。多丽丝的兄弟阿尔伯特后来回忆起自己被选进"科学俱乐部"的事，该俱乐部的年轻成员在毫不知情的情况下，食用了掺杂放射性钙元素的热麦片。这是某项实验的一部分，该实验由哈佛大学、麻省理工学院、美国原子能委员会和桂格燕麦公司等机构共同赞助。这些机构还单方面对学生进行过其他形式的医疗干预实验，包括脑叶切除术、电休克疗法和手术绝育等。

跟学校里其他"较高机能"的孩子一样，多丽丝最终成为这所学校里的劳动主力，负责维持学校日常运作。这是一项节约成本的措施。多丽丝的职责是照顾年纪较小、能力较差的孩子，还得负责他们的日常清洁工作。她发现最折磨人的事情就是照顾那些锁在屋子里的残疾儿童。她当时只能用手拿着勺子，从屋门上的栏杆伸进去喂他们。她不敢开门，因为他们有可能会试图抓她。有些孩子已经不成人形了，多丽丝有时甚至忘了其实他们也是人，她还担心不论监禁这些孩子的理由是什么，都可能会波及其他人。她不明白他们为什么会被单独关在这里。多丽丝吓得魂不守舍，总担心自己会是下一个被关进去的人。

在弗纳尔德州立学校心惊胆战地生活了 4 年后，多丽丝觉得自己必须在家人和生存、忠诚和逃避之间做出抉择。为了活下去，她决定逃离这所学校。于是，再见到两个兄弟时，她告诉二人自己打算逃走。她承诺总有一天会回来找他们的，但眼下，她只能先行离开了。

实施计划的那一天永远铭刻在多丽丝的脑海中。那是 1952 年7 月的第一个周日，她回到自己的房间，换上只有十几岁的孩子才会穿的短裤和短袖，准备开始漫长的旅程。趁着海岸无人，多丽丝溜了出去。她之前一直在学监的屋子里当女佣，那里的监管不是那么严格。她走到大马路上，伸出大拇指想搭顺风车，随后跳进第一辆停下的车里。年轻的司机要开往布法罗，一座她一无所知的城市。多丽丝没有丝毫犹豫，反正去哪儿都比待在弗纳尔德州立学校强。

车里这位年轻的司机是名士兵，在路上挑逗过多丽丝，所幸最后作罢了。到了这座边境城市后，他告诉多丽丝自己还要去加拿大，不能再带她一起了。因为多丽丝没有证件，他不愿意为此冒险，否则地方当局会找他的麻烦。于是，年轻的司机把多丽丝放在和平桥上，这座桥连接着美国纽约州的布法罗和加拿大安大略省的伊利堡。多丽丝孤身一人、身无分文地站在这个自己一无所知、什么人也不认识的地方，却终于嗅到了自由的味道。

多丽丝此前的经历太可怕了，所以听她讲到成功逃到布法罗的时候，我的确如释重负，不禁开始期待一个"此后过着幸福生活"的结尾，哪怕逐渐归于平淡也无妨。我想，她肯定经历过太多心痛时刻，想必命运、生活和机遇最终会让她喘口气吧。但多丽丝的一生似乎注定要承受更多的不幸。有时，创伤会招致更多创伤，此时生活就会变得比戏剧还要戏剧化。

在决定她命运的那个 7 月里，多丽丝被年轻司机扔在了布法罗市中心，彼时的她穷困潦倒，漫无目的地在街上走着，随后走进了她看到的第一座教堂。那是一座天主教教堂，牧师把她安顿在一个女孩子住的地方，叫作"好牧人之家"。那里的修女听了她的故事后，都觉得不可置信，于是带她到当地的精神病院接受检查。多丽丝觉得自己除了服从，别无选择。后来，医院诊断她神志正常，但布法罗的卫生保健专员联系了马萨诸塞州当局，讨论是否将其遣返。对方传回的答复是肯定的，但幸运的是，多丽丝当时已达到纽约州的法定成年年龄，有权自己做决定。她选择留在布法罗。后来，她依照安排去住家护理一位年迈的盲人妇女，到 18 岁时，她会嫁给这个女人的儿子，一个 35 岁的男人。

多丽丝还记得新婚之夜遭受的创伤："我（对性）一无所知。我从来没有享受过年轻人的快乐。"过了一段时间，她才发现自己许了终身的男人无法生育，这最终成为他们婚姻无效的依据。后来，她遇到了第二任丈夫詹姆斯，他是一名汽修工，两人养育了 6 个孩子。

可悲的是，多丽丝的第二段婚姻并没有比第一段美满多少。詹姆斯一分钱都不给她，连家用的钱都不给，所以她决定考取国家级护理员证书，这样就能在自己家中照护智障患者了。多丽丝需要这份收入让孩子们吃上饭，可丈夫又不准她出门工作。以爱之名开启的第二段婚姻再次证明一切只不过是个谎言。

多丽丝一直忍受着詹姆斯的精神虐待，长达 20 年，直到忍无可忍。她带着这个男人去吃龙虾，趁着待在餐厅这一公共场所能确保自己安全时，提出要离开他。多丽丝最小的孩子当时仅 12 岁，这也是她从寄养家庭被转移到那所恐怖学校的年纪。当时，她根本来不及细想这样的决定是否会让自己儿时惨遭抛弃的悲剧又在自己孩子的身上重演。这个决定或许让她得到了一种从未有过的力量感和权威感，但也意味着她要再次独自挣扎谋生。

几年后，多丽丝在下一段婚姻中遭到家暴，一位处理她这宗案件的法庭法官把她叫到法官席上，建议她如果想活命，就买把枪，学会用它。最后，她的第三任丈夫患了致命的癌症，刚确诊没几周就死了，正义才终于得到伸张。

当初，多丽丝说自己没有爱的能力，这种说法起初在我看来近乎荒谬，但了解了她的过去被无情的悲剧充斥后，我才发觉那是不可避免的。信任，是付出爱与感受爱的基础，却因多丽丝一生中三番五次遭受背叛而变得支离破碎。多丽丝所经受的一连串虐待、抛弃和监禁，都是拜那些口口声声说爱她的人以及最终辜负她的看护人所赐。就算是她最亲密的家庭纽带——首先是与自己的母亲和兄弟，然后是与自己的亲生骨肉——留给她的都只有无尽的空虚。多丽丝承认，她没有办法建立情感依恋，这甚至影响了她与子女之间的关系。作为一位年轻的母亲，她总觉得自己是在履行一种责任。她当然会供他们吃喝、养他们长大，待他们也很好，但她做这些事时，就像个没有感情的机器人。她知道要对他们说"我爱你"，但她的内心其实没有任何感觉，只是如应付公事一般。多丽丝与其子女之间的关系，少了最基本的元素（信任）。

我不再去想多丽丝为什么会是那样的人，或者她的临终体验为什么会那么缺乏人情味儿，用多丽丝自己的话说，就是她"无法回馈自己从没得到过的东西"。

或许不只是爱辜负了多丽丝，或许她也觉得自己辜负了爱。尽管曾对两个兄弟许下诺言，但多丽丝一直未能回去找他们。她害怕极了，不敢再踏进马萨诸塞州一步。多年以后，她才有机会与手足重聚，可一切已为时晚矣。与其说他们是家人，倒不如说是陌生人。同样，当年她离开第二任丈夫的同时，也放弃了对孩子们的监护权，导致孩子们后来跟她越来越疏远。我遇到多丽丝时，孩子们已经与她恢复了联系，但与他们交流时，多丽丝总是感觉局促不安。

我又问多丽丝梦到了什么。我希望她做了些不一样的梦，回顾梦境或许可以帮助她重新找回自己珍视的东西。

尽管人们常说"怎样活着就怎样死去"，但临终梦境和幻觉具有更强大的辨识能力，它们不会将过去的事情和盘托出。在唤起熟悉的场景时，它们会删去其中令人不安的元素，补充令人充满力量的元素，为弥留之人创造出他们最需要的新景象，或重现他们最想看到的旧画面，帮助他们实现平和的过渡。临终梦境也可能会让患者再次经历曾经的创伤，但或许是因为只有这样才能让患者克服曾经的创伤所带来的破坏性影响，重获新生。

多丽丝在与我分享自己近期的一个梦时，恰巧解答了那个一直困扰我的问题：若缺乏爱的感觉，一个人要如何走过一生？答案是，没有谁能孤独地走过一生，也没有谁会缺乏爱的感觉。

多丽丝不知道的是，她的第一个梦境，那个关于飞翔的梦，其实满足了她最为迫切，同时也是互相矛盾的两个需求：一是摆脱她认识的所有人，二是被爱。现实生活或许没有为这两个互相矛盾的需求提供任何出口，但她的临终体验给予了她，甚至召唤来一位天使，作为她曾离弃的那份爱的象征。

"我确定自己蒙受天恩，必会得救。在我死之前，我想知道自己是否得到了救赎。"否则，多丽丝是不甘心就这样死掉的。我问她，你如何得知自己必会得到救赎呢？"因为《圣经》就是这么说的。"她泰然自若地答道。作为一位重获新生的基督徒，多丽丝相信她的第一个梦"在某种意义上是让我做好准备，这对我来说像一个预警，确保我准备好离开这个世界了"，因为"自从我生病以来，就一直在做梦"。接着，她在前面那段相对严肃的话后面顽皮地加了几句，"魔鬼不想让我留，上帝就得带我走。你瞧，我赖上他了。我知道他爱我。没错，他一定是爱我的"。多丽丝说这些话时非常激动，挥舞着手臂，就像在随着自己说话的节奏跳舞。在这番慷慨激昂的言辞中，她终于找到了生命中爱的源泉。这是一种抽象的爱，但也算是一种爱——一种她最终认为自己应得的爱。

我问多丽丝如何解读自己的第一个梦，她马上回答了这个问题："我不知道那个梦是什么意思。其他人是谁？都是陌生人，我一个也不认识，都是些我不认识的人。我告诉他们别害怕，我要从这边飞到那边去。"接着她想出了一个可能的解释，"我居无定所，所以我可能是又要搬走了。我从来不在一个地方待太久。比如说，我想从这里搬走。为什么我总是觉得自己要搬来搬去的呢？为什么我不能在一个地方舒适自在地待下去呢？为什么不安顿下来呢？这里就好比我的家一样。你懂我的意思。"我又问她是什么时候开始梦到飞行的（"不久之前"），梦里的她多少岁。"梦里的我比现在年轻，具体年龄说不好，但我知道梦里的我没这么老。我一个劲儿地跑，想要得到解脱。但究竟是要摆脱什么呢？是我那6个孩子！"

多丽丝似乎和我一样，不是很理解自己当时的梦境有什么深层含义。一种可能是，既然她此生无法撒掉作为母亲的责任，便在人生中的某个时刻通过梦境来感受自由，但她否认了这一可能。另外，虽然她不能真正明白其中的意味，但她能明显感受到这一梦境给自己带来的影响。事实上，对多丽丝来说，真正重要的不是梦境意味着什么，而是梦境所唤起的感觉。最后，我问她在梦境中是否有真实感，她答道："我当时感觉特别真切。我特别希望梦境成真。我躺在那儿，觉得那就是真事。"多丽丝可能无法确切地知道那个梦境意味着什么，但她了解梦境给自己带来的感受。她更愿意超然于物外，摆脱那些囿于人际关系做出的残酷承诺。这位母亲并不受制于世俗之爱的诉求，怎样活着，就怎样死去，只不过从前一直在逃避，而今是借助宗教信仰终于获得自由罢了。

多丽丝第二个反复出现的梦堪称"凄美"。她梦到了理查德——她最后一个长期伴侣，也是唯一一个既没有虐待她也没有对她恶语相向的男人。

他们是一时兴起才在一起的。理查德是个美男子，总把自己打扮得漂亮、时髦。他们都发誓两个人在一起只是出于生理需求。两人故意不对对方许下承诺，这样能保证他们相处得轻松愉快。两人在不知不觉中一起走过了14年，一直开心地生活，互相不许诺，但无论疾病或健康，两人都不曾分离。直到有一天，理查德提出希望两人的关系来个彻底的转变，他请求多丽丝嫁给自己。多丽丝不仅拒绝了，还"故技重演"——逃跑了。这一次，她没有直接跑掉，而是告诉这个共同生活了十几载的伴侣，他们很快就要搬到一处新居，让理查德以为这是为婚姻生活做准备。这所新公寓在纽约的巴达维亚小镇，距离她那时的住所有 1 个小时的车程，多丽丝把理查德安顿在新家后就消失了，没有留下任何信息。理查德找了她很久，想尽办法联系她，却都徒劳无功。

而今，多丽丝离开理查德已有 20 多年了，距她听闻理查德去世的消息也已过去了 5 年。可她现在却不断地梦见理查德。从前提到这个男人，多丽丝总会说他思想前卫、发型讲究、眉毛工整，现在他却只在梦中看着她。他可从来没那样看过她。理查德很温柔，带着一种哀求的神情凝视着多丽丝，令她动容。他伸出双臂走近多丽丝，准备用最真诚的拥抱迎接她。他看起来"仿佛真的很需要我，特别、特别需要我"，多丽丝解释道，语气中明显透着不敢相信，但更有得知这一切后的惊喜。她还听到理查德轻声对她说："我爱你。"

这个她曾经因不信任而拒绝的人，此刻又来梦中向她示爱。这个男人在现实中跟多丽丝在一起时，曾经表现得很自恋，但多丽丝也的确从他那里感受到一丝爱意，而她的临终梦境将这丝爱意戏剧性地放大了。在梦中，理查德向她道歉，两人有说有笑，手舞足蹈；在梦中，他们重修旧好，理查德的行事方式与他生前判若两人。醒来的时候，多丽丝感到很温暖，心跳很快，希望能够再次回到梦中，去感受那重燃的浪漫。

幸亏有了这样的临终体验，多丽丝才得到第二次机会——也是最后一次机会——卸下防备，展现自己的脆弱，这也是爱的终极需求。多丽丝的现实生活中也许没有多少爱的印记，但她的生活经历和人际关系所辜负她的，临终梦境最后都补偿给她了。在那一刻，对她来说最重要的，不是现实生活中理查德对她的感情与她在梦中想象出来的感觉之间存在何种确切的关联，而是她重新获得了感受爱的能力。这里的关键点不在于她在梦中唤起的爱是否在真实的场景中发生，而在于此前从来不敢把自己托付于他人的多丽丝，终于能够听从爱的召唤，接受了人与人之间的依恋。多丽丝一生都没能获得情感上的满足，幸而临终梦境和幻觉最终填补了这片空白。在前一个梦中，她摆脱了病态的关系、约束和虐待；在后一个梦中，她终于感受到了爱。

多丽丝或许永远无法克服在生活中难以信任别人或建立人际关系这一极端困难，但在这些梦境过后，她还是勇敢地说出："我觉得，理查德可能是第一个真正爱我的人。"年轻时的她曾把爱推得远远的，但她最终找回了爱，也相信自己值得被爱。彼时我对多丽丝已足够了解，知道这是她关于爱最深刻的一次表述。毕竟，得到爱是给予爱的前提。

在生命即将终结之时，多丽丝设法将自己不堪过往中散落的碎片拼凑起来，想要重新组装一个"完整"的自己。她的经历比我听到的任何故事都要戏剧化。现实人生经历没有给她的那些爱，都通过她的临终梦境再现出来。尽管她极力否认这一点，但她其实一直都具备感受爱的能力。在生命的最后几个月里，多丽丝抚平了自己深重的伤痛，弥合了创伤，实现了成长，短短几个月的收获比她漫长的一生得到的还要多。多丽丝的生命旅程像德韦恩一样，表明人在临终时会迸发出非凡的潜力，这种潜力刻有人性的印记，会促人转变，使人最后一次振作起来去反抗命运的不公，去治愈旧伤口，去夺回曾经遭到破坏或拒绝的爱。

在我看来，多丽丝的临终梦境明确地表明，我们应当将临终体验视为一个过程，这个过程是以一个人过去及现在的人际关系为背景发生的，而不是在这些关系之外独立存在的。临终梦境和幻觉并非只有单一和固定意义的实体，也无法在临近死亡的时刻为患者添加某种元素以达到预定的结果。实际上，如果脱离了每位患者特有的人际关系和生活轨迹，这些临终梦境和幻觉便毫无意义。每一段关系或轨迹的意义和影响在人们过去的生活中都是独一无二的。一个人会通过某种临终体验得到解放，但另一个经历过类似临终体验的人可能会遭受折磨。没错，就是这样。比如我的朋友帕蒂，她的临终梦境也与飞翔和移动有关，但多丽丝的梦有多自由，帕蒂的梦就有多痛苦。

帕蒂·帕雷特曾是布法罗警察局的一名警察，在执行任务时遭到枪击。那次意外不仅让她的同事悲痛不已，也让整个布法罗市的人为她揪心。这一事件发生在 2006 年 12 月 5 日晚上，当时帕蒂和她的搭档卡尔·安多利纳接到一家便利店报警，称有人打架。就在他们即将到达现场时，一个 18 岁的男孩朝他们开枪了。这个男孩按照法律已经成年了，不再是少年罪犯，他害怕自己会被送进监狱，所以开了枪。帕蒂中了两枪，都是近距离射击。第一颗子弹击中了她的防弹背心，但第二颗穿过她的下巴进入了身体，最终卡在她的脊柱上。这导致帕蒂颈部以下全部瘫痪，那年她 41 岁。

枪击事件发生后，布法罗警察局派人守在帕蒂的病床旁，纽约州地区还为她筹集了 50 多万美元的医疗费用。帕蒂在新泽西州西奥兰治的凯斯勒康复研究所接受了康复治疗，但经过 9 个月的物理治疗后，她的胳膊和腿仍然没法动弹。到了 2009 年，帕蒂住进专为她准备的新居，居所配备了无障碍设施。布法罗市也为她制定了一项史无前例的协议，为她的生活伴侣兼看护人玛丽·埃伦支付工资、提供补贴。

玛丽·埃伦是一名儿科重症监护病房护士，成为帕蒂的全职看护就意味着她要辞去自己喜欢的工作。其他朋友也纷纷解囊相助，为这对伴侣提供她们所需的帮助和物资。帕蒂出院后，很多素不相识的人，包括一些名人在内，时常会问能否来看看她，以表达他们的感谢和支持。面对这些丰富的情感和物质支持，帕蒂很感恩，在心情好的日子里，她甚至还会将感恩之情表达出来。问题在于，她心情好的日子少之又少。帕蒂不像多丽丝，她只想一死了之，或者更确切地说，正如她反复告诉我的那样，她不想活下去，但又没有勇气去死。

帕蒂最害怕的不是死亡本身，而是如果她决定不再活下去，会发生什么事。尽管帕蒂的信仰已经因一直承受的恐惧而彻底动摇，但她还是会时时挂怀来世的境遇。她注定要受到永恒的诅咒吗？她的灵魂会陷入炼狱吗？如果真的有上帝，他怎么会不知道她的忍耐已经到了极限？像她这样生活的希望全被耗尽的人，真的永远都得不到宽恕吗？

由于帕蒂的身体出现了十分严重的病症，我成了她的护理医生。身体上的疼痛令她备受折磨，恐怕只有她心理上的痛苦才能与之相较。她颈部以下没有任何感觉，但她产生了幻肢感，这在医学上被认为是一种中枢性疼痛综合征。用帕蒂的话来说，这种感觉"就像泡在滚烫的热油里"。

在心情最好的日子里，帕蒂对医生的苛刻是出了名的，所以我能参与到她的护理工作中，最初真有种"脱颖而出"的感觉。我是带着最大的敬意与爱意说出这番感受的：帕蒂是位异常棘手而又固执的患者。她不想接受任何人的特别照顾，就算是她的医护人员也不行，虽然保证她身体舒适、生命延续都得靠这些人的专技才成。在我们这段医患关系开启之初，帕蒂就称我为"我的医生"。我很感动，因为这个称呼听起来很私人，甚至可以说很讨喜。但没过多久，她就开始吩咐我该做什么、不该做什么，以及该怎么做。我很快意识到，"我的医生"这个称呼更像她在宣布占有权，而不是展现温情的姿态。我归帕蒂所有，这一点她要说清楚。从某种意义上讲，是她允许我来当她的医生，而且仿佛为了证明这一点，她还辞退过我一次，然后又心血来潮，把我雇了回来，直白地称我是"一名管家"。

帕蒂的医生走马灯似的走一波又来一波，她便一次又一次遭受种种被弃之苦。我们之前的交流常常令双方沮丧，有一次特别严重，她把心底对我最深的怀疑和不信任倾吐了出来。最后，我在一张纸上匆匆写下几行潦草的字，并把这张新"合同"拿到她面前。纸上写着："我，你帕蒂·帕雷特的医生，永远不会抛弃你！绝不会！"帕蒂把那张手写的字条放在床头柜的抽屉里，只要去医院都坚持随身携带着。这张字条上写着我与帕蒂的关系，虽然我们从未明言，但是我们都默契地认为没有必要再去重申上面的承诺。

帕蒂痛不堪忍。我从未见过哪个患者像她这样痛苦，也没有哪个患者应该忍受这份痛苦。我尽自己所能去减轻她的疼痛，她也尽自己所能去结束这遭罪的生活。帕蒂不断地请求我、她的护士以及她的终身伴侣，帮助她结束生命。

不论是在生理方面，还是在心理方面，帕蒂都要承受极大的痛苦，这便导致她换护工的频率与换医生一样高。眼见着自己护理的患者长期遭受严重的身心折磨，护工们经受的继发性创伤也不容低估。可悲的是，帕蒂"死宅"在家里，拒绝迈出房门半步，她的伴侣玛丽最终离开了她。后来，帕蒂多年的挚友波莉搬了进来，接下了照护帕蒂这份艰巨的任务。

帕蒂活得愈发艰难，夜里更是要依赖呼吸机来调节呼吸。她每天睡前都要护工把她搬到呼吸机旁边，这给她的生理和心理造成了极大的不适，患者与看护者之间的矛盾也在不断加剧。帕蒂的吸氧水平有可能会下降，接着警报就会响起，指示患者急需呼吸机来维持生命，可每逢此时帕蒂都会祈求、叫喊，让护工别管她，她想一个人静静。

多年以来，帕蒂的梦境没有给她带来任何解脱。若说这些梦有什么影响的话，那就是给她带来了无尽的痛苦。她每次从梦中醒来，只会比之前更加心烦意乱，苦不堪言。做梦，通常意味着帕蒂会看到自己恢复四肢健全、心态积极的模样，可在现实中这绝不可能发生。她会梦到自己在跳伞，体验到了失重的感觉，翱翔于天空中。她能感觉到，就在跳下飞机前，一阵冷风灌进了机舱。看着脚下一览无余的风景，她的手臂和脖子上都起了鸡皮疙瘩。更多时候，帕蒂会梦到自己骑着心爱的摩托车，沿着宽阔的乡间公路飞驰，行进间她能感觉到摩托车发动机的强大动力，也能闻到树木、青草、干草和废气的味道。她再次体验到肾上腺素激增的亢奋状态。但这些梦境也意味着，帕蒂醒来后不得不面对与梦境截然相反的现实——身体严重受伤，行动严重受限。在睁眼和闭眼间，她不断经受现实与梦境的冲突，强烈的痛苦有增无减。

帕蒂从来没有进行过自我调整，没有去适应这些状况。她觉得身体的局限剥夺了她自主选择、独立生活乃至自由呼吸的权利。接受现实，对她来说根本不是一种选择。她固执地不肯承认自己的身体已经垮掉的事实，更不要说接受这一点了。之所以如此，并非因为帕蒂缺乏坚忍不拔的毅力，她只是既没有这样做的愿望，也没有这样做的意向。身体所受的创伤以及由此必须做出的妥协，对帕蒂而言，都是侮辱，也与她所认定的一切背道而驰。在过去的生活里，帕蒂一直以过硬的身体素质、超强的工作能力和绝对独立的面貌示人，但受伤后她不打算以任何其他方式去回顾从前。

她曾是一个热衷户外运动和跑步的女人，也热爱她的哈雷摩托车。帕蒂的摩托车就是她性格的真实写照。这辆摩托车是专为她量身打造的——紫色的挡板上画着幽灵般的火焰——独一无二，专属于她。尽管帕蒂欣赏哈雷的神秘感，但她没有沉迷于一款车型。事实上，她坚持要把自己的这款哈雷883运动者换成周年纪念版的威路德款。虽然许多哈雷车迷认为这款车型不太像哈雷的风格，但是帕蒂并不在乎。她觉得没必要证明自己的资质，就算面对她热爱的"哈雷族"也没有必要。这个女人会和自己精挑细选出来的女子骑手团（"甭问，不要你！"）在布法罗市高低起伏的路上飞驰。她会加大油门，让巨大的响声触发路旁停靠的机动车的报警器，顷刻间警报齐鸣。

帕蒂不是那种愿意放弃自己的核心力量的人。她的坚定有时会显得过于死板，但也是一种坚持原则的道德体现——她的处世原则让她追求绝对的公平，令她刚正不阿。如果不是脊柱损伤让帕蒂的身体条件每况愈下，摧毁了她的生活，她绝不会允许客观环境削弱她无畏的信念。

2001年，36岁的帕蒂加入了布法罗警队。在接下来的5年里，她百分百地投入和专注于工作，一直保持着最佳的身体素质。她的同事之中没有几个能像她那样夸耀自己"体脂率几乎为零"。前文提到的警察埃迪，正是由于身体状况不佳从同一个警队退休，帕蒂和他一样清楚地知道，自身的健康状况（健康与否）可能会影响她作为一名警察的履职能力。帕蒂认为强健的体魄是自己有能力去做这份工作且做好这份工作的关键。

帕蒂脊柱上的断裂伤是不可逆转的，尽管处于这样的悲惨境地，她还是始终保持着一贯的本色——那么难以相处，却又那么富有魅力；那么温柔敏感，却又坚忍顽强；她话不多说，却有丰富的内涵。帕蒂看起来很难接近，对什么事都无动于衷，却能时刻保持清醒的头脑。她了解周围生活的细节，分担朋友生活中的喜与忧，也为他们取得的成就欢欣鼓舞。从人际关系到着装习惯，她对每个人、每件事都有自己的看法。帕蒂说话也不拐弯抹角。只需一眼，她就能把你整个人了解得差不多，还能为你指点迷津。至今我都记得她那顽皮的幽默感，她那海盗般的坏笑犹在眼前。有一次，我建议帕蒂用我的名字给她的新宠吉娃娃命名，就叫它克里斯或者小克（就是小克里斯的简称啦）。她笑了笑，不慌不忙地告诉我，她会考虑这个建议的。几周之后，我问起那条小狗，帕蒂又是一脸海盗般的坏笑，说："你是说杰里吗？我刚把它放兽医那儿了，正接受治疗呢。"什么杰里？我这边一头雾水，她却一脸开心。

动物能用一种非常特别的方式抚慰帕蒂。在生命的最后两年里，帕蒂只离家 3 次，其中两次是来我的马场。她来的时候，我们会让她单独留在马厩里，和一匹名叫钱塞勒的马待在一起。这匹马从不远离她，马的头就在她的头上方，一动不动地站在那儿。我们会把干草放在帕蒂的腿上，而钱塞勒每次低头都会轻柔地咬走一小把草。

和许多马一样，钱塞勒也喜欢把干草放在水里泡一泡再嚼，所以我们会特意把它的水桶放在帕蒂的轮椅旁。当这匹高贵又温顺的马站在她旁边吃东西时，帕蒂会闭上双眼，侧仰着脸庞，感受着水滴落在脸上的清凉。缄默，不语。

帕蒂在我的马厩度过了她此生最平静的时光。在那里，她建立起了一种对自己来说很重要的联系。这对我也很有意义。钱塞勒不是一匹普通的马，17 岁的它身形彪悍、矫健俊美，在所有马匹中，唯有它是"马中骄子"塞克特雷亚的孙子。跟所有出色的马一样，赛克特雷亚——"上帝创造的马"——知道自己有多么与众不同。它雄壮威武、英勇顽强，跑得比世上的任何一匹马都快。它喜欢飞奔，因为这就是一代骄马的使命。没错，就是这种感觉，因为一切与生俱来。帕蒂也是这样，她体格最好的时候，也表现得勇敢无畏、永不妥协、健康美丽、活力十足。

随着时间的推移，帕蒂的身体每况愈下。即使是在白天，她也越来越依赖呼吸机。随着死亡这一现实越来越接近，她对被弃、痛苦以及来世的恐惧逐渐消退。帕蒂不再梦到受伤前的生活，也不再纠结于这场无可挽回的伤害。她不再从旁人无法想象的恐惧中醒来。相反，她心里又开始为他人着想了。帕蒂开诚布公地谈到这些年来为她做出巨大牺牲的人——玛丽和波莉，她永远无法报答她们的爱。她对死亡的恐惧减少了，取而代之的是曾经深埋在痛苦之下的爱。这些爱终于可以表达出来了。

在她的临终梦境里，帕蒂终于得到了母亲多罗西娅的拥抱，那个自她一出生就开始爱她，并且会爱她一生的人。帕蒂一直未从失去母亲的悲痛中走出来，经常说自己渴望与 3 年前去世的母亲团聚。虽然以前梦到身体恢复活动会让帕蒂带着痛苦醒来，但现在伴随着她醒来的，是与母亲相互拥抱后振奋的感觉，并延续到她的其他关系中。彼时的帕蒂已经认识到朋友们对她的高度忠诚和负责，她不再将他们的牺牲看成是被自己拖累的结果，而是视为他们慈悲胸怀和人性光辉的象征。她终于能把内心深处的感恩之情表达出来了。这让我想起了医院专职牧师克丽·伊根的金句："家庭，是我们第一次，通常也是最后一次学习爱的地方。"帕蒂的临终体验让她重新感受到熟悉的亲情，她需要这种来自家人的爱，这样才能抵抗悲惨的境遇，最终慢慢接受现实，感受爱意。

帕蒂终其一生都难以将内心的柔软表露出来，疾病也许会令她愈加内向，但在死神面前，她体察到了他人的痛苦——包括我的。离世之前，帕蒂用不易察觉的面部动作示意我靠近，这也是她常做的事。于是，我走到她的床前，把耳朵凑了过去。她亲了她的医生，也就是我，她口中的"我的医生"，轻声说："我爱你。"与其说帕蒂在向我告别，不如说她在安慰我，这是我从医以来体会过的最有同理心的举动。

那天傍晚，帕蒂走了。

从可怕的枪击案发生那天起，帕蒂就一直被爱和无可比拟的友情包围着。我有幸见证了帕蒂所爱的人无私地照顾她，尽力减轻她的痛苦，这些人心地善良、甘于奉献、心怀悲悯。每天都会有人温柔地替帕蒂梳理头发，轻轻地亲吻她的脸颊，握着她失去感觉的手。她从未被遗弃，从未被孤立。正是在那些时刻，朋友们通过简单的动作传达出的善意和爱意，帮助帕蒂撑过了悲惨的境遇。帕蒂所经历的这种不可思议的事情教会我们的是，慷慨的付出、真实的同理心以及不同寻常的爱，可以逾越伤痛和疾病给人造成的局限。我们认识到，即使一个人与从前不可同日而语，但他依然是个有价值的人。帕蒂由始至终其实都是有人爱的。她的朋友们用行动表明了对帕蒂无条件的爱，帕蒂也终于体会到其中的意义。帕蒂在梦中看到自己与早已逝去的母亲重逢，得到了巨大的慰藉。寻求正义，不必睚眦必报；相信命运，好人必有好报。

当盲人作家海伦·凯勒听到"死亡只不过是从一个房间进入另一个房间"的说法时，她打着手势回应道："但对我来说不一样，你知道吗？因为去了那个房间，我的双眼就能看得见了。"我希望帕蒂也找到了"那个房间"，在那里，她能重新感受到一个四肢健全的自己。

在生命的尽头，患者的故事往往会以意想不到的方式展现在我们面前。我目睹了多丽丝和帕蒂将自己从禁锢中解救出来，去拥抱爱与完整的自己。多丽丝挣脱束缚，在一个充满伤害世界上空自由翱翔，最终，她感受到了一直在身边自己却看不见的爱。帕蒂重新感受到熟悉的母爱，这份爱让她暂时忘却了身体上的疼痛。她不再对自己悲惨的境遇耿耿于怀，而是对从未缺席的众多好友满怀感恩。这两位女士的生活都曾备受限制，但最终都从严重的限制中解脱出来，只不过她们经历了好一番难以想象的斗争才实现了解脱。

如果走向死亡的过程能带来某种完满，那必定是超脱了物质世界的完满，但不见得以宗教信仰的方式呈现出来。我觉得多丽丝和帕蒂都经历了信仰上的死亡，不再依赖上帝，这种死亡需要极大的努力和勇气。这也许真的是人们在生命的终点走向完整和幸福的唯一路径。信仰死亡是一种心路历程，通过临终体验，这一历程会带我们超越已知的极限，让人变得更加坦诚，这实在难能可贵。它象征的不是生命的终结，而是对生命的肯定和接纳。

第六章

爱无止境

爱无止境，却殷切热烈，超越一切界限。

爱不觉负担，不计辛苦，无所不能。

——基督教神秘主义作家　托马斯·厄·肯培

　　作为 15 世纪的一位受命神父，托马斯·厄·肯培在撰写一篇祈祷文时，想要定义基督对世人的爱所具有的独特性。同样，对于 13 世纪极具影响力的波斯诗人莫拉维·贾拉鲁丁·鲁米来说，"爱就是接近上帝"。这些神学家认为神圣之爱具有无限性，而我在临终患者身上发现，他们的爱也具有无限性，这种无限性决定了患者在临终梦境中会如何表达爱和体验爱。有时，患者对已故的另一半的爱是他们身份当中的决定性特征，在伴侣去世后，这份爱仍然鲜活，这也成为患者的临终梦境和幻觉的常见特点。对于那些共同生活了几十年的夫妻而言，在共同面对死亡时，以上这种情况经常发生。这种无止境的爱从不妥协，不会因挚爱之人的离世而停止，通过家史、故事、神话和诗歌，以及像本书这样的书籍，爱的故事一代一代流传了下来。

然而，当我们回想浪漫的爱情时，却发现平素很少听到老年夫妇的爱情故事。晚年的爱情，就像垂暮之人的年龄一样，让人觉得与浪漫无关，或者说这个世界一直在引导我们这样想。人们赞颂的浪漫爱情通常与年轻、活力以及相爱时光短暂有关，莎士比亚笔下的苦命鸳鸯罗密欧与朱丽叶就是一例，他们可是浪漫爱情的公认典型。我的患者帕特里西娅自称是莎士比亚的狂热爱好者（她的原话），她曾经提到，罗密欧与朱丽叶初遇时分别是 16 岁和 13 岁，总共才相识了 4 天，他们就决定要共度余生，否则就选择殉情。提到浪漫的爱情，我们的脑海中很少会浮现老夫妇的生活，更不用说处于弥留之际的老夫妇了。

然而，当结婚 50 多年的老夫妇走进临终关怀中心，两手相牵、眉目传情时，我们依然能在他们身上看到爱情的缩影。我请他们讲讲自己的故事，在这些故事中，我意识到死亡能更加清晰地展现爱的力量，没有什么爱情故事能比两个老人的故事更浪漫，彼此间话语不多却诸多默契，因为心有灵犀。尽管他们的故事不够跌宕起伏，不能编写成畅销书，但我从他们口中听到了关于真爱的描述。那是一种超越生命的爱，融入了他们的临终梦境中，渗透到他们清醒的现实生活中。正是通过这一次次临终体验，即将离世的患者才能时常以最纯粹的方式来表达爱。

"我的记忆从认识他开始，随着他离世而结束。"这番话出自艾莉莎之口，她的丈夫内森曾是临终关怀中心的患者。我是 15 年前与她相识的。艾莉莎当时 74 岁，照顾着即将离世的丈夫，那个与她相伴了 54 年的老伴儿。我曾在临终关怀中心看到许多悲伤的面孔，但艾莉莎承受的深重痛苦与沉重打击皆形于色，令我目不忍视。"没有他，我不知道该怎么活下去。"她低声说道。我还记得艾莉莎说这些话时就站在那儿，举止谦和，眼神中充满恳求，表情中透露出深深的绝望。

当艾莉莎向我讲述自己遇见内森的故事时，我惊得说不出话来。他们的爱情故事，堪称可以载入史册的个人叙事，是那段宏大历史背景下的小人物的故事。

他们的故事始于 1942 年 10 月 21 日，那是二战中具有决定性的一天。德国人占领了波兰的什切布热申，围捕了村子里的犹太人。艾莉莎那时 13 岁。德军将她和家人、邻居以及其他村民赶出家门，命令他们在市场集合。几百个男人、女人和孩子，又惊又怕，全都排成一排。眼前的一切是如此不真实，在呼喊声和频繁的枪声中，艾莉莎几乎没有注意到正在发生什么。她儿时的伙伴内森那年 15 岁，是邻居家的男孩，他站在一条小巷里，惊恐地看着所爱的人被带走。

艾莉莎从余光中看到内森朝她跑过来。他抓住艾莉莎的手，把她从队伍中拉了出来。艾莉莎本能地知道内森正在带她去往安全的地方，神奇的是，他们在一片混乱中竟然避开了德军。艾莉莎描述说，他们两个就好像在时间静止的平行宇宙中飞奔一样。

从那之后，艾莉莎再也没有见到她的家人，过了一段时间，她才知道家人都惨死在贝乌热茨灭绝营，是内森把她从厄运中解救了出来。

这两个十几岁的孩子东躲西藏熬过了战争，后来各自被美国家庭收养。数年后，艾莉莎和内森重逢了，再后来他们结了婚，过上了充实的生活。那场战争毁了他们的家，但两个遇难家庭的幸存者走到了一起，重建了完整感。

在临终关怀中心，艾莉莎握着内森的手坐在他的床边，她无法想象没有内森该怎么面对这个世界。对艾莉莎来说，内森是所有人和事的集合，他是一条纽带，将艾莉莎与过去联系在一起，除了内森，没有人能理解她的过去。内森就是艾莉莎的生命。

我很清楚，同情对他们来说太肤浅了，我能做的只是陪伴他们，愿意为他们的故事做个见证人。内森的内心深处充满了悲痛，但也充满了力量，我无法理解也无法触及，这尖锐地提醒着我，有些伤口，特别是旧伤，永远无法得到治愈或抚慰。艾莉莎象征着他们共同的过去，体现了两人的不可分割性，因此内森的临终体验通过她外显出来。

作为一名医生，我对内森的帮助很有限，但我觉得有必要安慰一下艾莉莎。看着她和内森相濡以沫，我意识到那些接受过爱并给予爱的人永远不会孤独地死去。通过关照他们的所爱之人，让病床上的患者也得到抚慰，艾莉莎和内森的反应便充分证明了这一观点的重要性。我无法走进内森的内心，但我知道艾莉莎可以。毕竟，当内森还是个孩子的时候，他就冒着生命危险将13岁的艾莉莎从死亡的厄运中救了出来。我知道那副年老垂死的躯体里还住着同样的灵魂，看到艾莉莎得到安慰，内森也会感到舒心。

艾莉莎已经目睹过死亡的残忍，要不是内森，她永远也想象不到死亡可以是这样平静的。内森又一次带着她经历了不可思议的事情。他教给艾莉莎什么是临终梦境，就像他曾经教会她在悲伤中生存一样。当内森的生命接近尾声时，他的梦境中重现的不再是他们年轻时的创伤，而是对已故家人的回忆，这些梦给他带来了安慰。内森终其一生不愿再想起过去，但在临终时，遥远的过去又回到了他的梦里。在大屠杀中幸存下来意味着不能回忆往事，否则整个人就会陷入无边的悲痛之中。作为家中唯一的幸存者，内森觉得自己的生命既是一份礼物，也是一种负担，这提醒着他肩负着不可推卸的责任，要替那些被夺去生命的家人好好活着。内森能继续生活，就是靠艾莉莎在身边陪着他，一步一步艰难前行。现在，内森奄奄一息，他终于卸下了担子，思绪可以安稳地飘到记忆的深处，那里有温柔的回忆。临终梦境带内森回到了暴行发生之前，回到了他纯真的童年时代，已故的亲人回到了内森身边，安然无恙，一家团圆。内森与艾莉莎分享自己的临终梦境，因为唯有她才能够真正理解这样的往事对内森而言多么重要。内森通过临终过程重新熟悉了家人和过去的一切。看到内森在临终之际重获平静与安宁，艾莉莎也重新振作起来。

根据中国的古代传说，有一条"命运的红线"连接着注定相爱的两个人，无论时间、地点或环境如何，他们都注定要相遇。红线可以伸展或缠结，但永远不会断裂。艾莉莎的生活和幸福与内森紧紧交织在一起，他们之间的联系是如此明显而牢固。如果有一天在他们的脚踝周围看到一条红线，我一点儿也不会吃惊，据说中国神话中的月老就是用红线来连接命中注定的情侣。

作为一名临终关怀医生，我的荣幸之一就是能够见证患者生命的最后阶段，它展现出人们最好的一面，揭示出那些他们明明拥有却不自知的美好品质：面对失去时的勇气、力量、优雅和无私。临终过程就像一个压力测试，不是用于测量心脏的生物学功能，而是显示出我们的心具有无比强大的爱的能力。不需要电极，临终过程就能测出延续毕生的罗曼史，表现出它的节奏和范围。临终过程自有一种方式来定义和融合这些情感的深度和强度，没有谁比我的患者更能说明这一点，艾莉莎和内森不同寻常的故事，以及其他丧偶患者的故事都是如此。他们持续终生的爱情虽然因伴侣的去世而中断，但仍然在临终过程中给予他们最持久的支持。这些故事揭示了平凡的生活中那些不平凡的人和时刻。我的患者可能不再年轻、不再悸动，但对我来说，帕特里西娅和查克、本尼和格洛丽亚、琼和桑尼、贝弗莉和比尔，他们的爱也可以产生同样强烈的共鸣，不亚于任何年轻且热烈的浪漫之爱，下面你会看到他们的故事。这些伴侣和历史上最具代表性的恋人一样动人，也一样浪漫。

我在布法罗临终关怀中心照顾过一些老夫妇，他们已经共同生活了一辈子，绝对不会让死亡把彼此分开。在失去另一半后，健在的伴侣会做他们必须做的事情，以此来保持两个人的完整：有意识或无意识地和别人讲起他们的故事，想起另一半的点点滴滴，或者在生动的临终梦境中重现两人在一起的情景。日复一日，从不停止，就好像对方还在自己身边，从未离开。

帕特里西娅身患绝症，行动不便，但当她想起或梦见已故的丈夫查克时，就不再是一位 90 岁的临终患者，转而拥有了年轻的心灵和健康的身体。她兴高采烈，感觉轻飘飘的，无忧无虑，仍然能够行走，对未来充满了期待："我想一醒来就走到查克身边，牵着他的手，走进永恒的日落中。"

两人初遇时，帕特里西娅 15 岁，查克 19 岁，但仅仅两个月后查克就要奔赴战场。"当时我就知道自己会嫁给他——现在听来这就像童话一样——相识短短几周就要嫁给他。"她解释说，"我爱他胜过爱自己的生命。我们知道，当时我们就知道彼此最后会在一起，任谁都无法将我们分开。我爱他至今，胜过爱世间的任何事物。他是如此迷人、有趣、聪明，求知欲强，堪称完美……又是如此善良、暖心。"

在帕特里西娅走向生命终点的过程中，她梦中出现的男人恰恰是她的梦中情人。与大多数临终体验一样，两个人虽然在梦里只说了寥寥数语，但帕特里西娅的梦境还是锁定了两人爱情中的精华部分。这些临终梦境是一份简单而美丽的礼物，献给这对爱人共同度过的美好时光。"从前，我每天都去卡泽诺维亚泳池游泳，"帕特里西娅说，"我的丈夫则会去南方公园的植物园散步。他会先回家，每天我到家的时候，他都会准备好茶和填字游戏。他总是穿带袖的白色T恤衫，闪闪发亮的白T恤。他就站在那里，我记得当时自己惊叹道：'天哪，你还是这么帅！'我记得自己当时就是这么想的，他只是笑着说了声'嗨'，然后梦境消失了。我和他虽然只待了一两分钟，但那种感觉棒极了。那是非常幸福的梦。对我来说特别棒。它们重现了真实的情境。那就是爱。虽是不起眼的小事，但那是爱啊！"

正是在这种充满爱意的"不起眼的小事"的情境中，帕特里西娅感受到最持久的力量。因此，与查克共度的那些平淡的日常（比如玩填字游戏）在她的临终梦境中一次又一次重现，也就不足为奇了。

通常是查克读题，我来想答案，然后他把答案写下来。对此我从来没多想。可他明明可以想出一些答案的——我让他想的——我做不出来那么多题啊。他那么聪明的一个人，本可以想出很多答案的，但写答案可比想答案轻松多了。你个大骗子！查克！

当帕特里西娅顿了顿，叫出已故丈夫的名字时，我特别感动。当时她既不糊涂也没在做梦，说这番话时，帕特里西娅好像自言自语似的。我们都有过这样的经历，以为是大脑的思考过程，实际上自己却大声地说了出来。帕特里西娅的自言自语就是这样一个令人动容的证据，证明她在丈夫去世多年后仍然和他保持着亲密关系。帕特里西娅感受到的爱没有时间感，她把整整一下午的时光描述为"和他待了一两分钟"。死亡就像活在一个永恒的梦境中，梦里对逝者的幻觉是如此真实，比梦境之外没有他们的现实世界还要真实。在梦境中，爱无形无影，我们却能感受到；爱无须检验，我们便知道它是无条件的。

面对死亡，遭受丧偶之痛的患者既不惧怕，也不逢迎，只一心等待着死亡的到来。

的确，我们每个人几乎总会碰到一对老夫妇在几天内相继去世的情况。我知道很多这样的故事。我曾遇到过一些人，他们在没有任何明确的医疗预后的情况下，竟然追随伴侣的脚步走向死亡了。我们都知道这是因为他们的心碎了，这既不是比喻，也不是浪漫化的评价。现代医学已经证实，在现实生活中，一颗破碎的心的确会导致心脏病，医学诊断称之为心碎综合征，或者用医学术语来说，是应激性心肌病或塔氏心肌病。这种病症通常会在不经意间悄然地发生，干脆又直接。

一颗破碎的心，可谓 90 岁高龄的伯纳德——亲友称他为本尼——在妻子格洛丽亚刚离世时最真实的生活写照了。格洛丽亚去世时，本尼的身体还很好。那时他 87 岁，十分活跃，喜欢交际，也很独立，喜欢走亲访友。本尼喜欢开车，每天都驾车在布法罗四处转悠，他在这座城市生活了一辈子。格洛丽亚因感染而猝死后，本尼伤心欲绝，他一直盼着早日死去，恳求上帝让他回到他的"格洛"身边。

本尼每天都会去妻子的墓地，有时一天会多达 3 次。在那里，他会坐在或跪在格洛丽亚的墓碑前，要么祈祷，要么跟她说说话，在记忆中重温她的音容笑貌。他的女儿莫琳想劝他不要跪倒在地，他则立马发飙："我愿意，不用你管！"

2016 年情人节那天，正好是格洛丽亚去世两个月整，那时尽管气温低到接近零下 18 摄氏度，但本尼仍然一切照常，坚持去看望妻子。当莫琳赶到墓地时，她忍不住问了父亲一个自己早已知道答案的问题："你到底想做什么，自杀吗？"本尼毫不迟疑地答道："我巴不得早点死！"就是这个男人，当初曾强忍不舍，劝慰临终的妻子"现在可以安心去了"。可他自己却做不到彻底地放手，过去做不到，现在做不到，将来也做不到。

在那个命中注定的日子，气温骤降至零下 26 摄氏度，莫琳发现父亲在绕着母亲的墓碑走。本尼看起来像在绕着圈走，在雪地里步履坚定而沉重地走着，一圈又一圈。从远处看，莫琳起初以为父亲是因为寒冷而不停地走动，但她很快注意到他在有规律地走，他有意沿着自己的脚印反复踩。莫琳走到近处，看到父亲在母亲墓地周围的雪地上踩出一颗心的形状来。

本尼每次去过妻子的墓地后，回来之后都会非常严肃，经常陷入沉思，但那天晚上情况不一样。他看起来很不舒服，喘息困难。在接下来的 48 小时里，本尼的病情不断恶化，当他被送到急诊室时，已经生命垂危。经医生诊断，本尼的病症为心脏病发作，过去几天他一直断断续续出现心力衰竭的情况，直到情人节这天，本尼的心真的"碎"了。

医疗干预不及时导致本尼的心脏病不可逆转，他需要临终关怀。在短短的 48 小时之内，本尼从完全独立生活到彻底无法自理，他不得不在女儿的陪伴下住进临终关怀中心。本尼再也不能去妻子的墓地了，所以他开始在梦中"看望"她，或者如本尼的女儿所说："他现在活在自己的梦里。"这种说法更形象。莫琳在夜里总能听到本尼用波兰语唱歌给他心爱的格洛丽亚听，他们都是说着这种语言长大的。这个曾经热衷社交的男人现在只会短暂地醒来吃口饭，他更愿意回到床上，这样他就可以闭上眼睛，重新见到自己的妻子了。

其实。老夫妇有很多关于真爱的知识要教给我们。他们之间的关系不需要郑重声明、忠诚测试或戏剧性的结局，只需要一点时间，让细水长流。爱是一切的答案，在有生之年全心相爱，因此他们无法想象没有爱的生活，所以这些老夫妇不会放弃爱。他们确信真爱的存在，确信会冲破生命的阻碍继续爱下去。即使给予爱的一方已经离开了人世，生者也会继续感受爱、相信爱。对老年患者来说尤其如此，因为他们对另一半的爱定义了他们是谁。工作、抱负、爱好、抵押贷款和种种计划都不过是过眼云烟。剩下的事，也是重要的事，就是他们维系、珍视、一生呵护的亲密关系，体现在微小的动作、简单的问候、充满爱意的眼神和幽默的话语中，他们分享彼此的故事，也原谅对方的过错。

或许我们的文化对浪漫爱情的表述大错特错了。最美好、最深切、最强烈的爱并非关乎青春、冲动、戏剧或绝望，而是关乎忠贞、耐心、信任、宽恕和始终如一的接纳。爱，就是让生者安心放下，由衷释怀，而非让逝者放开一切，永诀人寰。

琼和阿尔弗雷德已经结婚 57 年了，两人的爱装点了琼所有的临终梦境和幻觉。在梦中继续与丈夫相爱两个月后，她终于跨越死亡的大门与丈夫重聚。琼亲昵地称丈夫为桑尼，他们都是美国第一代波兰移民的子女。他们生活在布法罗郊区一个工薪阶层聚居区，两家人隔街而居，琼和桑尼在那里一起长大成人。在琼只有 11 岁的时候，桑尼送给她一个塑料的"友谊指环"，她将其看作珍贵的纪念品之一，一直细心珍藏着。直到她的孙女艾莉森十几岁时有一段时间特别难挨，琼觉得孙女比自己更需要这枚指环的特殊力量，她才将这个从未离身的宝贝送给了艾莉森。

医生分别为琼和桑尼做了检查，经诊断，两人均罹患癌症，且无望康复，但这对老夫妇仍一直向医生表示感谢，他们觉得能一起度过离世前的时光已经很幸运了。在几个月内，他们相继参加了临终关怀项目，一起在家中接受护理，这一切对两人来说都是最好的安排。琼和桑尼坦然接受了自己大限将至的现实，围绕着各自病症治疗的情况想出了各种有爱的小仪式。午夜后，他们会聚在厨房，各吃各药，再分享一块饼干。女儿莉萨经常发现他们坐在厨房的桌子旁，像两个热恋中的大孩子一样有说有笑。琼和桑尼睡在并排放着的两张躺椅上，手牵着手入眠。即使两位老人最终卧床不起，入睡时两人的手还是会隔着床围栏牵在一起。身为护士的莉萨，专门为居家养病的父母订购了两张医用病床。

尽管病情严重，桑尼却从未抱怨过癌症或风湿性关节炎给他带来的痛苦。他只关心自己的心上人。后来，因病痛太过剧烈，桑尼的各项居家治疗方案被迫停止，他唯一的愿望就是自己先走，因为他无法想象没有琼的生活。

最终，桑尼的癌症恶化了，需要从家里转到临终关怀中心住院部。两位老人都非常虚弱，但依然相互依赖，谁离了对方都不成，所以琼和桑尼一起转移到了住院部。临终关怀中心还破例将这对老夫妇单独安置在一间病房。两人的病床挨着，这样他们还可以手牵手相伴。

琼和桑尼的结婚纪念日对他们来说是神圣的日子。桑尼住进临终关怀中心几天之后，就迎来了这个日子。琼担心这是他们最后一次共度结婚纪念日，因此坚持要好好庆祝一番，而桑尼也一如既往地表示听她的安排。2016 年 6 月 3 日，朋友和家人相聚临终关怀中心为他们庆祝结婚纪念日，医护人员也纷纷加入了。

庆祝活动结束后，琼要求和丈夫单独待一会儿。当莉萨再次回到病房时，琼正在哭泣。她向莉萨坦承，自己对桑尼说了那句"现在可以走了"。

过了不到 24 小时，桑尼平静地去世了。在 57 年前的这一天，他发誓要尊敬、爱护和珍惜他的新娘，"直到死亡把我们分开"。

但琼和桑尼的故事还没有结束。桑尼去世后，琼的身体状况开始迅速恶化，随后出现的临终体验和幻觉，帮助她和家人面对桑尼去世留下的深深的创伤。琼从临终关怀中心住院部回家后，桑尼一直活在她的梦中。在许多个夜晚，莉萨和家人都能听到琼在呼唤她的丈夫："来接我吧，我好想你！桑尼，过来接我啊！"这些梦会使她很快醒来。琼常说她看见桑尼在房间里，说这番话时她神志清醒，完全不像在说胡话。

琼和桑尼的故事证明，临终梦境和幻觉以独特而强烈的方式为相爱的人提供了一个团聚的空间。桑尼去世两个月后，琼也走了，但在她的世界里，其实桑尼从未离开。琼每晚都会呼唤他，每天都能在无数次临终梦境和幻觉中看见他。

和琼一样，89 岁的贝弗莉的临终梦境也把她带回了丈夫身边，见到了与她相伴 49 年的"搭档"。贝弗莉第一次注意到英俊潇洒、衣冠楚楚的苏格兰移民比尔时，正值二十芳华。贝弗莉和比尔一见钟情，两人认识不到一年就结婚了。她的丈夫对音乐和舞蹈情有独钟，这份热情也感染了贝弗莉，两人很快都对交际舞产生了热情。这份热情贯穿了他们此后的婚姻生活。贝弗莉的女儿苏珊不无自豪地回忆说，她的父母在各种跳舞的场合都表现得非常亮眼，观众总会不由自主地围拢过来，看他们在舞池中舞出优美的舞步。尽管穿着浮华、夸张，但她的父母通过舞蹈重新创造了一个靠谱的世界。在这个世界里，他们既是亲密的伙伴，也是相爱的伴侣，这就是他们家庭生活的主色调。

在生命的尽头，贝弗莉的梦境将带她回舞池中那个众人围成的空间，在那里，比尔和她曾是表现出色的搭档。贝弗莉看到自己与心上人紧紧相拥，随着音乐迷人的节奏舞动。光是讲述这个梦境就足以让贝弗莉脸上洋溢着幸福的微笑。白天，贝弗莉是位谦和有礼的母亲和尽职的秘书，到了晚上，她却跳着极具风格的交际舞，表现感十足。一想到这种反差，直到现在我还忍俊不禁。这种反差就是梦境的素材，就是人们在电影中寻找的那种转变和不为人知的生活啊。

尽管如此，如果苏珊没有分享与母亲的过去相关的另一个细节，我还是无法完全理解贝弗莉的临终梦境和幻觉。贝弗莉的母亲对她要求一直非常高，曾嘲笑女儿很胖，并且笨手笨脚的。从这段令人羞耻的过往来看，贝弗莉跳舞的梦显然也是为了纠正这个错误。这个曾经胖乎乎、笨手笨脚的女孩已经蜕变为一个优雅、自信的女人，用她自己的话来说，即"在比尔怀里感觉自己就像个公主"。跳舞的梦境不仅展现了她和伴侣之间的爱，而且象征着贝弗莉重拾自尊与自爱，弥补了母亲羞辱性的言辞给她造成的伤害。就像帕特里西娅有关填字游戏的幻觉一样，贝弗莉跳舞的梦境也与伴侣间共同的爱好有关，它是自信与和谐的催化剂。最好的爱情，就是有机缘和一个人相爱，又恰好爱这个人所爱。帕特里西娅和贝弗莉的临终体验都让她们重新接触到那种真挚的爱情，不论是在现实中，还是在梦境中，这种真爱都呈现出最美好的样子。

贝弗莉心爱的比尔去世时年仅 68 岁，余生她一直寡居，也一直心有不甘，觉得自己"被夺去了挚爱"。现在，她躺在床上，气息奄奄，20 年来始终挥之不去的空虚感终于被熟悉的爱意填满，孤独的感受正在转为对重逢的期盼。临终梦境再次将她与自己生命中最强烈的依恋和最强大的支撑联系到一起。

贝弗莉的临终体验所引起的涟漪效应并未止步于此，我的老朋友帕特里西娅恰如其分地称之为"滴进池塘里的一滴水"。爱，总能赋予一个人向外看的勇气，去看那些与他人休戚相关、令他人产生共鸣的事情，而这份爱有时来自孩子，有时来自父母。临终体验体现的是生命之间乃至跨越生死的连通性。我们那些患者的临终梦境和幻觉展现出来的爱，由这些梦境和幻觉而生，却又超越了这些梦境和幻觉，由梦幻世界延伸至现实世界，而后又回到梦境和幻觉之中。

爱，最初可能发生在两个人之间，却并不局限于此，代代相传，生生不息，而且不止于在世的人。通过无数相互关心的日常行为、忘我付出的姿态和充满关切的话语，人们也能赢得爱。这些细节不断累积产生的力量，在我们共同度过的数千个日夜里，成就了我们。

对苏珊来说，她对母亲的爱使父母的人生终得圆满。一年前，贝弗莉被确诊为癌症晚期，于是她开始在女儿家里接受临终关怀。在她离世前的最后几个月里，母女之间的亲密关系成为贝弗莉和比尔的爱情故事留给这世界最亮眼的部分。这种亲密对贝弗莉而言更有意义，因为她所拥有的这种至关重要的母女关系，并不是来自血缘。

当比尔和贝弗莉发现他们不能生育时，便决定收养一个孩子。两人当时住在克利夫兰，因此他们就到当地的天主教慈善孤儿院去看看情况。两个人心里充满了难以言表的期待和喜悦，但也在想该如何决定收养哪个孩子，毕竟她（他）要带着我们的希望和心愿走向未来啊。出于本能，这对渴望孩子的父母被一个双眼闪亮有神、面颊红润丰满、健康而又活泼的男婴吸引了。他们通过了收养夫妇筛选，获得了收养资格。几周后，他们从孤儿院抱回来一个小脸胖嘟嘟、爱笑的婴儿，那就是斯科特，后来他成了苏珊的哥哥。

终于得到了梦寐以求的孩子，贝弗莉特别激动，期待着抚养他长大。随着时间的推移，她却心神不宁起来，总会想起孤儿院里那些没有吸引到她的孩子、生着病的孩子、被拒绝的孩子。她为自己的选择感到内疚，因为这个选择是基于孩子无法掌控的特质做出的。贝弗莉和比尔的现实生活和内心世界都还容得下另一个孩子，所以在斯科特 3 岁的时候，他们再次来到孤儿院，但这回有了不同的打算——选择病房里身体最差的孩子、最需要他们的爱的孩子。这次，他们选中了苏珊。

苏珊的生母生她时才 17 岁，因遭受强奸而怀孕，她曾试图让自己挨饿堕胎。结果苏珊成了早产儿，身患许多疾病，未满 9 个月时，她已经做过两次腹部手术了。苏珊去过几个寄养家庭，但没有人想留下这个一身疾病的孩子。

苏珊至今记得母亲临终时讲述的收养她的故事，我很荣幸当时也在场。贝弗莉回想起她对丈夫说："我们收养后面那个眼神茫然的孩子吧。她需要我们。"贝弗莉顿了顿，指着苏珊，补充道，"现在换我需要她了。"我被这份朴素和简单深深地触动了。正是这份简单，让她认可了这个相互依赖的故事中的角色互换，就好像这是世界上最自然的事情一样。也的确是最自然的事情。

苏珊接着拿出许多照片，这是收养她不久之后拍的全家福。其中有一张特别令人动容，在照片里贝弗莉抱着斯科特和苏珊，斯科特那时 3 岁，戴着牛仔帽，看起来淘气又顽皮，而苏珊则一脸茫然，她空洞的眼神与母亲温暖的拥抱格格不入。当苏珊给我看这张照片时，她说自己得到了太多爱，压根感觉不到早期的创伤和遗弃所带来的任何负面影响。苏珊一直认为自己是"世界上最幸运的女儿"。

苏珊终于得到了来自家庭的爱，当她描述这个曲折的过程时，我想到生活正是用这种随意而又偶然的方式促成了最重要的转变。是命运在正确的时间和地点把苏珊和斯科特安排到贝弗莉和比尔的人生旅途当中；也是命运和历史引发了 1942 年的事件，让一个男孩抓住一个女孩的手，在战火纷飞的波兰救了她。

俗话说善有善报，这个词也定义了贝弗莉的人生经历：当年，是她将那个体弱多病的孩子带回家，悉心照料；现在，她将在这个孩子的悉心照料下离世。贝弗莉无私的举动在临终前得到了爱和关怀作为回报，这给了她一个受保护的空间，她需要这样的空间充分感受自己的梦境和幻觉。

临终体验会激发爱、展示爱、修复爱，会为这份爱提供一幅运行蓝图。临终体验会将各种超越生死的爱慕与依恋之情浓缩，这类体验明确的正是人类相互联系的无限过程，它使人们意识到，爱永远不会局限于那些感受和表达它的人，爱也不存在有效期。

正如琼和桑尼的女儿莉萨说过的那样，母亲的临终体验使桑尼的爱仍然鲜活，不仅为她自己，也为她悲伤的家人带来了安慰。事实上，直到母亲去世后，莉萨才为父亲的离世感到悲伤。这种失落感不是由父亲的去世引起的，而是由母亲的去世引起的。因为母亲不在了，关于父亲的记忆也就无从依附了。尽管如此，在桑尼和琼先后离世的很长一段时间内，琼的临终体验仍影响着这个家庭，帮助他们挨过那段悲伤的日子。莉萨知道自己的父母不论生前还是死后从未真正分开，这帮助她化解了自己的失落感。

和莉萨一样，本尼的女儿莫琳也对父母共同积累的爱有所了解，他们共同养育孩子，配合默契，彼此关照，共担悲伤。几年来，莫琳也一直在照顾别人——先是照顾公婆，3 年前又照顾她临终的母亲格洛丽亚，最后是她心碎的父亲。

我记得在本尼搬去和他的女儿、女婿同住之后，我去看望过他。"本尼睡着了。"莫琳打开门告诉我，仿佛是在表达歉意。周围环境的温暖和友好感动了我。显然，莫琳已经重新布置了居住空间的家具，以满足父亲的需要。我以前也见过类似的事。人们通常将客厅或起居室彻底改造，让即将故去的家人可以轻松活动并过得舒适——为了功能而牺牲装饰和设计。人们有时会把家具推到房间的边缘，方便轮椅进出；客厅里可能会堆满患者喜欢的东西，或有一张多余而又不配套的沙发；又或者，像琼和桑尼那样，在起居室的中间摆上一两张医用病床，角度恰好适合看电视。

对莫琳来说，重新布置居住空间也意味着房间里到处是父亲年轻时的照片。这是一个真正的画廊，镜框里保存的是 20 世纪 40 年代末到 50 年代的记忆，所有墙面上都挂满了照片。这些照片的主角大多是本尼的妻子格洛丽亚：她在第一次领圣餐时的微笑，她和本尼的婚礼，他们第一个孩子的受洗仪式……那些普通的全家福照片中，格洛丽亚以千般姿态记录了光阴的流转。这些都是本尼的记忆，而不是莫琳的记忆。在父亲的视野之外，莫琳的结婚照挂在本尼的椅子后面的墙上，展示着属于下一代的鲜艳色彩和现代服装。

年迈的父母在生命尽头变得更加孩子气，儿女照顾他们的时候，角色发生了互换。面对临终的父母，我们作为看护人不仅需要转换身份，反过来照顾父母，而且要以他们为中心。莫琳比任何人都清楚这一点。她知道父亲的认知能力因疾病和虚弱而受损，父亲能形成新记忆、拥有新体验的日子一去不复返了。相反，几十年的记忆和临终梦境留在他的脑海里，让本尼感觉有了生气。他可能不记得早餐吃了什么，却可以回想起相遇时妻子穿着什么颜色的衣服。本尼现在或许认知功能受损，但他仍然活在过去，他的自我意识对过去越发熟悉，而对当下却感到模糊难辨。临终梦境就像时间胶囊，将本尼带回了他最熟悉的时代，在那里，他只能回想起很久以前的记忆。

这就是为什么莫琳把父亲过去的照片和家具都摆在他的周围。这些东西让本尼停留在过去。莫琳把所有东西都换成老物件，这样就可以重新创造出一个仍以父亲为中心的现实世界，那里有他的青春和婚姻。莫琳安排了一次时间旅行，不仅让本尼置身旧时的环境，而且让他重温那些仍然熟悉的东西。有一天，她看到父亲拿起一张母亲的照片，对着它说话，好像他的"格洛"就在那里，要跟他对话一样。那一刻，莫琳就知道她为父亲做的一切都是有意义的。她帮助父亲回到了另一个时空，在那里，他不再只是个即将离世的患者。

对莫琳来说，这个照顾父亲的安全空间，也是她本人寻找和专注自我的空间。她很感激能有机会更好地了解父亲，这个"相信我们应该给予机会，热爱生活，努力工作，善待他人"的男人。莫琳可以重新认识父亲的过去、名望以及颇为看重的体面。同时，照顾本尼还让莫琳重新审视了自己的价值观。这使她认识到爱情的延续性，以及照顾父亲的重要性。莫琳精心照顾着本尼的日常起居和生活琐事，她自豪地告诉大家，虽然本尼的医生判定他最多还能活半年，但半年之后又半年，转眼3年时间过去了，父亲依然在世。

有些人的家庭结构是由丝丝缕缕的爱编织而成的，他们对此习以为常，反倒没有意识到正是这种爱的纽带塑造了他们的生活，且具有非凡的影响。只有从旁观者的角度，才能看出平凡之中的非凡，看出雪地里踩出的那颗"心"有多么温暖。临终体验也为我们提供了一个机会，让我们认识到离开也可以变得优雅，正如帕特里西娅所说："现在到了结束的时候了。"临终体验创造了一个空间来容纳持续一生的爱情故事，并重现曾经的美好，让这些故事延伸到永恒。

生活中最有意义的地方就在于这件"不起眼的小事"，即我们对所爱之人付出的爱——对母亲、父亲、孩子、配偶或是宠物——和我们得到的爱。上次把爱说出口也许是80年前或20年前的事了，但母亲跟我们道别的场景、每天放学后父亲等着我们的情形，却历历在目，只是这些事情发生时，我们很少流露感情。临终体验突显了过去那些重要但可能被视为理所当然的时刻，让我们意识到自己在忙着计划其他事情的时候，又有哪些事情在发生。临终体验帮助人们重新审视死亡，不是通过说出遗言或者惋惜逝去的爱，而是通过强化自我认识，系牢爱的纽带。这根纽带牢不可破，连接彼此，可以跨越生死。琼、贝弗莉、帕特里西娅和本尼不仅是到了垂暮之年的丧偶老人，而且是内心世界充满爱、忠诚和牵挂的实实在在的人。在临终梦境中，他们摆脱了虚弱的身躯，到了另一个世界，那里的爱是永恒的，并且"无所不能"。

第七章

孩子眼中的死亡

孩子的信仰稚嫩——

完整，像他的理论——

宽阔，像刚睁开眼睛——

看见的朝阳——

没有任何怀疑——

——美国诗人　艾米莉·狄金森[①]

　　杰茜卡第一次和我见面时才 13 岁。我不知道该如何帮助一个孩子走向死亡，说实话，我也从来不想知道。在我看来，一个孩子要接受临终关怀根本就不合常理，生命刚刚开始就要结束，这简直是荒谬绝伦，再加上我对儿科强烈抵触，所以从来不想了解这方面的知识。疾病缠身的孩子总是令我心绪混乱，让我感到自己是个无能的医生。我自己也有两个年幼的女儿，因此想到这些心中更是五

---

① 　译文摘自江枫译《狄金森抒情诗选》。——译者注

味杂陈。

所以，要当面与杰茜卡沟通临终事宜的时候，我觉得自己不是这个任务的合适人选，更不是最适合她的医生。杰茜卡患有尤文肉瘤，那是一种罕见的恶性骨癌，确诊已经3年了，她是我的第一位"儿科临终关怀患者"。医生用这样的措辞来弱化一个孩子即将死亡这样令人难以想象的事实。

我知道自己的反应可能是出于本能，正因为如此，我才特别担心自己能够提供的医学专业知识无法抵消自己内心的恐惧。我说得没错，专业知识果然没有抵消我的恐惧。其实也不必抵消这份恐惧。我走进杰茜卡的房间，揣度着她的心思，努力让她相信我就是她所需要的医生。但我很快意识到，不论多高水平的医学知识都不能与她天真的智慧相提并论。

我原以为这次谈话会使我无比煎熬，没想到，我碰到了一个眼睛发亮的小女孩，她渴望聊聊自己的日常——她的妈妈、她的宠物，还有她的梦想。杰茜卡没有停下来哀叹自己的生命将要戛然而止，也没有说起注定与她无缘的事业和孩子。她没有多少遗憾，不需要纠结于太多细节、未竟的愿望或错失的机会，也没有成年人的千愁万绪。杰茜卡正忙着活在当下，尽管忍受着病痛的折磨和治疗带来的副作用，但她还是妈妈熟悉的那个活泼友爱的小女孩。梦中天堂般的世界令杰茜卡无比着迷，在那里，她不久前失去的爱犬"影子"又重获健康，自由自在地闲逛。她一心想升上九年级，这是她的个人目标。杰茜卡仍然想当一个孩子，做孩子该做的事。如果她谈到死亡，那也只是偶尔谈到罢了。

但她对死亡的认识却比很多成年人深刻得多。

孩子很少会有死亡的参照点，他们不会用语言来描述死亡，更不用说"与死亡做斗争"了。人们普遍用"斗争"这个比喻来描述绝症患者的生活，实际上，这种说法与孩子的临终体验完全不搭边。孩子们不会与死亡抗争。他们没有把活着的每一刻都当成最后一刻，而是觉得仿佛永远会有下一刻到来。他们不需要很费力便能坦然接受死亡。孩子们怀着这样的心态生活，身上也体现出这种心态。

诊断时，医生没有把病情预后和生存率告诉杰茜卡和她的母亲克莉丝汀，她们也没有问。杰茜卡快要离开这个世界了——也就是说，她活着的时候就清楚地知道自己即将死去——但谁都没有明确告诉她这一点。不过，她心知肚明。孩子凭直觉就能感知到死亡在临近，而成年人则会拒绝承认这样的直觉。所以，和大多数面对临终的孩子一样，杰茜卡所明白的事情要比她说出来的或者别人告诉她的多得多。是临终梦境和幻觉展现给她的具体而生动的景象让她知道这一切。杰茜卡的临终梦境的色调与结构都很特别，不仅使她意识到自己即将死去，而且让她被爱包围着，获得了安全感。

孩子的临终体验和成年患者的一样，特点都是会梦见亲人回到自己身边。然而与成年患者不同的是，孩子们通常不认识已经去世的人，因此，最爱他们并最终回到他们身边的往往是自己心爱的宠物。临近生命的终点时，杰茜卡的梦境和幻觉中出现了她心爱的那只狗——"影子"，以及母亲逝去的朋友玛丽。

成年人认为动物的寿命较短，儿童则不然，他们把宠物视为终生伙伴。宠物通常在孩子出生之前就来到了这个家，因而就是这个家和他们生活中的固有一员。如此一来，在孩子的意识或潜意识中就没有人与动物的区别。孩子与家庭宠物的关系往往教会他们如何与人交往，如何滋养灵魂，如何关爱别人，以及他们第一次面对死亡时该怎么做。杰茜卡对爱犬"影子"的描述最能说明为何对她而言这只狗无异于家人："我们很亲密，尽管我有一半时间不喜欢它，因为它总是跟在我屁股后面，太黏人了，但我仍然爱它。""影子"是一只约 63 斤重的黑色混血拉布拉多，平时懒洋洋的，会举起前爪拜拜，虽然经常烦人，但它是杰茜卡和妈妈可靠的伙伴。

这个沉着、坚强的女孩盘腿坐在沙发上，双手放在膝盖上，实事求是地回答我的问题，给我留下了深刻的印象。"我现在做的梦是美好的梦。"杰茜卡坦诚而直接地解释道。她从未改变这种直截了当的表达方式，就连摄制组来为纪录片拍摄一段医患交流的片段时也是风格不改。当时，我准备的问题基本上是意料之中的——通常是问问她的健康状况、日常生活、睡眠情况以及精神状态等。尽管如此，杰茜卡还是像名禅师一样坐在那里，全神贯注地听我讲话，然后口齿清晰地作答，对每一个问题都给出细致而缜密的答案："我梦见自己那条死去的老狗'影子'。它在一个不错的地方。它跑来跑去，玩得可开心了，但后来它跑开了，我再也没见过它。我觉得它是在用这种方式和我道别。它偶尔来看我，我感觉它是为了告诉我它没事，它在一个很安全的地方。"

杰茜卡很快就明白了"影子"在自己梦中回归的意义，那就是"爱的意义"。"影子"是一个侦察员，而不是护柩者，它回来是为了给杰茜卡爱和支持，帮她踏上生命终点之旅。我曾经很害怕和她谈论死亡，但后来便能自如应对了。事实上，在杰茜卡临终前的梦境中，一直都有关于死亡的思考，而这些梦境已经为她提供了自己一直在寻找或一直都想要的答案。

在遇见杰茜卡之前，我以为要让一个孩子理解死亡得给她画一幅画。我记得自己曾想出来一些花样，比如使用简单的语言和图像，以及适合这个年龄的孩子的参考资料。但我的推测完全是内心一种错位的傲慢在作祟，而不是因为我真的了解一个孩子的临终体验。

我惊讶地发现，杰茜卡对自己的生命会消逝这件事的理解，远远超出我的想象。成年人面对死亡的第一反应是悲伤，但杰茜卡早已将死亡重新塑造成欢乐、多彩、温暖和安全的感官意象；死亡在我们看来意味着别离，但杰茜卡在"影子"的指引下，在临终体验里感受着爱的团聚。杰茜卡的狗在梦中归来，预示着她的生命即将走到终点，却丝毫没有引起她对未知的恐惧。相反，它给这个孩子带来了舒缓和安慰，让她知道自己将和一个毛茸茸的朋友一起进入一个可以得到庇护、安全而又熟悉的地方。孩子的死亡对成年人来说可能是难以想象的，但对孩子来说，死亡却给他们的想象提供了优雅的素材。

和大多数面对临终的孩子一样，杰茜卡没有明确区分她眼前的现实世界和梦中的虚幻世界。准确地说，她其实活在自己反复出现的梦境中，好像那就是真实的场景。事实上，她有时候根本无法分辨出哪个是梦境，哪个是现实。"通常，我只是躺在那里，努力重现刚刚的梦境。我在想刚刚是什么吵醒了我，但我真的很害怕，因为我看到自己的房间好黑。一天晚上，有一个长长的、黑色的东西出现了——是'影子'在我床边。我下了床站在地上（抚摸着它），它的头好像抬了起来，然后我就醒了。"杰茜卡看到的一切是那么真实，让她忍不住伸出手想要触摸它。

　　我记得自己曾尽量用语言把杰茜卡的临终体验讲给她听。当她睁开眼睛时，我把临终体验描述成一个融入现实的梦。她困惑地看着我，好像不相信我说的话。我的话仍然暗示着睡眠和清醒是分离的，因此这番话无法与杰茜卡梦中逼真的经历产生共鸣。我问"影子"有没有和她说话，她向我翻了一个白眼，十几岁的孩子这样做就是说你说的是"废话"！我接着答道："狗不会说话吧？"对杰茜卡来说，尽管现实和她的梦境之间界限模糊，但这并没有影响她的逻辑推理能力。

　　久而久之，我吸取了教训，那就是少说话。杰茜卡会分享一些她的看法和经历，其中包含对自己病情进展的理解，这种时候我就敬畏地坐在那里听着，不妄加评论。

　　接着杰茜卡梦见了玛丽，母亲最好的朋友。玛丽去世时 35 岁，当时杰茜卡只有 8 岁："玛丽是我妈妈最好的朋友之一，得白血病去世的。我觉得自己和她很亲近，她和我妈妈也很亲近。我很喜欢她。她人很好。我曾经看见她待在妈妈的房间里。当时我正在上楼，准备回自己房间，这时我用余光看到有人在摆弄妈妈的窗帘，于是我便停了下来。玛丽穿着她最喜欢的衬衫——我妈妈是这么跟我说的，因为我告诉她玛丽穿的是一件灰蓝格子的法兰绒衬衫。"杰茜卡在梦中看到一个去世的人走来走去还能如此镇静，这让我对此感到有些惊讶。我问她妈妈在不在那儿。"是的，她在。玛丽没有看到我。我有一种感觉，如果我喊出她的名字，她就会看到我，但我不想吓到妈妈。"克莉丝汀是一名单亲妈妈，只有杰茜卡一个孩子。"影子"的出现解决了杰茜卡对死亡的担忧，那她就只剩最后一个不确定的问题："没有妈妈时，我该怎么办？"在她的幻觉中，妈妈最好的朋友出现在妈妈的房间里，代替了妈妈的身份，给她带来了巨大的平静，她感觉"很放松又很幸福"。杰茜卡继续说："玛丽是一个非常坚强的人，我知道我也很坚强，妈妈总是跟我说我很像玛丽。"

克莉丝汀从未离开过女儿，她提醒杰茜卡："你一直跟我说'妈妈，我看到了天使'，然后你就能睡着了。"

"对呀。"杰茜卡点点头，"我能睡着了。我真开心，我一点也不害怕了。"

起初，杰茜卡不愿意告诉克莉丝汀她在幻觉中看到了玛丽，因为担心这会让妈妈感到不安或害怕。临终儿童在死亡之时普遍表现出这种非凡的无私精神。我遇到的每一个即将离世的孩子都想去保护那些留下的人，想让他们不受伤害。

杰茜卡的梦境中上演了一出两幕的戏剧，都体现并解决了她一直以来对死亡的困惑。首先，那条狗"回到我身边，这意味着我没事，我并不孤单"。然后，认识到自己即将死亡衍生出一个新问题，即没有了妈妈她该如何生活。杰茜卡不知道没有了妈妈世界会怎样，自己又会怎样。她们的关系是真正的共生关系，面对疾病，她们只会变得更加紧密。杰茜卡对母亲的依赖决定了她的自我意识，她最害怕的就是一个没有妈妈的世界。这是她深度焦虑的根源，杰茜卡无法用语言完全表达出来，但她梦到了玛丽，解决了这个难题。

作为成年人，我们常常假定在生命之旅中最后的接受就是接受自己的死亡。按照这个假定，许多人认为作为一名姑息治疗医生，我的工作就是引导临终患者做到这一点，帮助他们心甘情愿地接受自己气数将尽的现实。但事实并非总是如此。了解死亡从来不是临终关怀讨论的结束，而是开始。我们会问临终患者一些问题，比如"你感觉如何""你好点没""你感觉平静吗"。之所以会问这些问题，不仅是因为答案很重要，也是因为交流的过程非常重要。患者的临终梦境在这一过程中发挥着重要作用。临终梦境不是终点或目标，而是我们使用的工具，即使——或者更确切地说是因为——它们不是我们自己制造的工具。

在遇见杰茜卡之前，我无法想象孩子在临终过程中居然有一套自己的工具可用。我以为小孩子的心理无法承受生命即将终结这样沉重的话题，所以压根没想到一个孩子居然可以这样沉稳老练地表达自己对这个问题的看法。杰茜卡对死亡的理解完全超出了我的想象，我无法为她解释清楚的各种联系、抽象概念和推论总结，她都自己创造出来了。无须赘言，无须评论，我只需做个倾听者就好。

孩子的天真远远胜过无知。在不知不觉中，杰茜卡的临终体验教会了她和她的看护者如何应对难以想象的死亡。对克莉丝汀来说，最重要的是女儿的临终体验帮助她开启了一个自己无法顺其自然接受的过程，一个慢慢放下的过程。但克莉丝汀要放下的并不是自己的女儿——她永远也做不到这一点——她要放下的，是拒绝承认女儿要离开的心态。

母女俩的心有灵犀和精神纽带一直延续至今。女儿去世 6 年后，克莉丝汀仍然感觉得到杰茜卡的存在。每次处于假期时，她都会装饰自己的房子，因为"杰茜卡肯定很想装扮这个家"。她仍然照顾着女儿宠爱的橘猫——胖胖的露露。露露还戴着杰茜卡给它系在项圈上的搞怪装饰。克莉丝汀仍然记得 2010 年 9 月 13 日那天杰茜卡穿着什么衣服，就是那个周一，她们收到了杰茜卡那令人猝不及防的诊断书。那天之后，克莉丝汀和女儿在一起度过了宝贵的两年六个月零四天的时光，时至今日想起那段时光里的记忆，她仍会满脸笑意。

而今，克莉丝汀也许已经放下了，但她并未远离女儿。她也不必如此。没有父母会这样做。接受，并不要求我们必须离开，也不意味着我们应该离开。父母与孩子之间不存在什么关系破裂的问题，也不需要因为孩子离世而与他们日益疏离。没有任何东西可以取代我们和孩子之间的关系，对克莉丝汀来说尤其如此。她从未抛却女儿杰茜卡留给这个世界的勇气和姿态，作为母亲的她，一直带着这份勇气和姿态继续前行。几年后，我遇见了克莉丝汀，与她共同忆起她那坚强的女儿。她说就在自己的宝贝女儿去世后不久，在女儿的纪念仪式上，她不知从哪里来的勇气和能力，居然敢当众表达自己的想法了！克莉丝汀对此惊讶不已。"什么样的妈妈才能做到这一点啊？！"她惊叹道。"杰茜卡的妈妈就能做到！"我毫不迟疑地回答。激发我们为人父母无限潜力的，往往是我们的孩子。

对于另外一位母亲米歇尔而言，也是如此。她是妈妈，也是战士。直到孩子生病，越来越需要她时，米歇尔才知道自己有多坚强。这个关于战争的比喻，用来指那些身患绝症之人也许不太恰当，但对于即将失去孩子的父母来说，这个比喻会唤起其深刻的共鸣。我认识一些父母，他们在难以想象的悲伤中鼓起勇气，帮助孩子在离世之前的那段时光里尽可能充实地生活着。我眼见着他们面对这样一个医疗体系：其关注点从患者是否死亡转向患者如何走向死亡，但在转变中迷失了方向。我目睹了这样的父母在一场艰难斗争中的不懈坚持，衡量他们是否成功的标志，是那么多微笑和那么多里程碑，而不是多少次胜利。

初见弗吉尼娅·罗丝也就是金妮时，她的身量看上去只有真实年龄的一半。4岁半时，她为治疗自己的原发病——白血病——接受了全脑放射治疗，发育不良只是副作用之一。另一个意料之外的副作用是脑瘤，一开始被误诊为一种生长缓慢、危险级别较低的肿瘤。我见到金妮时，她14岁半，家人正准备为她庆祝白血病痊愈10周年。

金妮的母亲米歇尔凭着自己一贯的勇气做好了准备，打算与孩子的第二次癌症诊断打一番持久战。没过几个月，米歇尔便意识到孩子的病情恶化速度比她预想得更快，而她对发生的一切根本无能为力。她不清楚金妮的神经病症不断恶化究竟该归因于疾病还是治疗，也不清楚哪些症状是不可逆的，哪些症状是可逆的。她不知道这个叫不出名字的疾病是不是就应该是这样的。米歇尔不知道——其实也不想知道——自己的孩子是不是去日无多了。身为人母的直觉已经告诉她很多，但没有人真正向她阐明这一切。孩子什么时候会离开，会怎样离开，这些问题始终令她困惑不解。米歇尔在一趟没有地图导航的行程中迷失了方向，她悲痛不已。现代医学把她给绕糊涂了，根本没有向她提供自己最需要的坦诚交流。

最后，米歇尔带着身体虚弱的女儿去了医院，撂下狠话说："除非有人告诉我孩子到底是什么情况，否则我就不走了！"我认识许多饱受不确定性带给他们极大痛苦的父母，米歇尔就是其中之一。他们带着奄奄一息的孩子去急诊室寻求答案，而不是寻求医疗干预。这些父母并不是无法面对事实，而是无法忍受指导和方向的缺席。

那是个意义重大的日子。那天，米歇尔带着金妮去医院，她代表自己的孩子向医生刨根问底，引起了当值医生的不满。由于不确定那份诊断到底意味着什么，米歇尔不断地逼问医生，那位医生一怒之下扔给她3份医疗文件，而不是米歇尔渴望和应得的富有同情心的交流。米歇尔捡起那几份文件，吃力地读着那些晦涩的医学术语，发现了一个永远都不应该由父母独自面对的毁灭性真相：与医生最初的诊断不同，金妮所患的脑瘤是恶性胶质瘤，是一种无法治愈的脑肿瘤！尽管病理学可能令人困惑，诊断中也有许多微妙之处，但第二次诊断包含的信息彻底改变了金妮的命运。这种病叫什么名字似乎已不重要，可米歇尔此前一直假设自己的女儿可能患有一种可控的疾病，结果却发现孩子的疾病已经到了晚期。

在通常情况下，医疗保健类似于一条技术含量高、专业化程度高的医疗干预流水线，其高度分散的运作方式可能会让那些悲痛欲绝的家庭产生疑问。正如外科医生兼作家的阿图·葛文德在《最好的告别》一书中所说："医学科学还在沿用几百年来的经验、传统和说法来阐释死亡，由此也为人类制造出了一个新的难题：如何死去。"[23]如今的医疗保健采用分阶段少量发放的方式，根本不考虑患者的具体情况。头痛医头，脚痛医脚，完全忽视了对患者的人性化关怀。即使是最先进的医学仪器，通常也无法帮助父母了解他们的孩子在临终时究竟经历了什么，如何在最后时刻抚慰孩子的心灵，甚至无法帮助父母辨识孩子的临终时刻。

金妮得到过两次诊断，一次让她满怀希望，一次让她深陷绝望，其间她接受过几次脑外科手术。这些手术使她逐渐丧失神经功能，左侧身体完全瘫痪。手术后，金妮的颅骨出现了感染，根本无法愈合。由于她的免疫系统受损，多轮抗生素治疗也未能阻止感染扩散到上覆头皮。

这个备受上述痛苦症状折磨的金妮，这个我在医疗记录中读到的金妮，与我昔日遇见并熟识的那个金妮判若两人。米歇尔的乖女儿金妮，那个我们至今都记得且深爱着的金妮，没有被身体无法抵抗的癌症和感染限制住，也没有被身下坐着的轮椅限制住。那个现在想来仍会让我们开心喜悦，也会令我们难过流泪的金妮，尽管曾备受疾病并发症的折磨，脸部下垂、头部伤口感染，但彼时那个年少的女孩，仍然保留着孩子的好奇心。尽管金妮的认知能力受损（这也是全脑放射治疗的另一个副作用），但用米歇尔的话说，金妮还是"固执地想要学习"。与同龄人一样，少年金妮也追星，有自己喜欢的流行歌曲和当红艺人，也有自己崇拜的青春偶像，更有自己紧追的娱乐新闻。金妮用彩色的头巾把头上每天要处理的肿胀伤口转变成某种时尚宣言。我问她有没有什么情况需要告诉我，她在回答之前露出了最灿烂的笑容，然后简单而真挚地回答道："有，那就是我很漂亮！"

我记得金妮和她的母亲、继父、兄弟姐妹住在郊区舒适的房子里。除了病床、装药的医用金属托盘和房间角落里的移动厕所，金妮生活空间里的一切都是典型的美国青少年的写照。她有一个水族箱和两条宠物鱼，拥有迪士尼电影《海底总动员》中每一种海洋生物的毛绒玩具。她卧室的墙上贴满了男子乐队"单向组合"的海报。金妮很喜欢唱她那一代年轻人喜爱的歌曲，尤其喜欢贾斯汀·比伯和肖恩·蒙德兹。我逗她说，怎么能喜欢加拿大人呢？她笑了，因为她知道我也来自加拿大。

金妮告诉我，她晚上醒来时，有时会看到周围有黑影在飞快移动。这些黑影曾让金妮感到害怕，但经历了一次特殊的梦境之后，这些黑影让她感到越来越安心。这个转变发生在一次核磁共振检查中，当时金妮在脉冲机里睡着了，在梦里看到了她深爱的阿姨咪咪。咪咪阿姨刚去世没多久。和杰茜卡一样，金妮没有复杂的词汇来形容死亡，因此她根据头脑中已有的语言和意象构建了一个新的现实。在梦中，金妮看到阿姨在一个城堡里，"抱着一个婴儿站在窗边，你能看到阳光透过窗子照射进来"。这是金妮能想象出来的最美好、最要紧的比喻了，她认为这个比喻能最生动地描述在一个没有伤害的世界里的重生。城堡里有温暖和光明，象征着既有坚强保护又不必忍受束缚。金妮将她的城堡形容为咪咪阿姨和罗丝奶奶的"安全之地"。罗丝奶奶也是不久前去世的。金妮能感觉到咪咪拥抱着她，在她耳边低声说："你必须回到那里，继续战斗。"

确诊癌症之前，金妮一直喜欢游泳，所以她的城堡里也有一个泳池。在她健康的时候，游泳给她带来了许多快乐，梦中的泳池给她提供了活动的场所。金妮的梦里也有好多她认识、喜爱以及失去的动物。好多小狗、小猫和小鸟交替出现，梦里又呈现出它们鲜活的健康模样。在核磁共振检查结束后，金妮醒了过来，欣喜若狂地向母亲宣告："我会没事的！我不是一个人！"

金妮和杰茜卡两人都创造了一个内心世界，那个世界为她们提供了现实世界中没有的东西——让她们再次变得完整的机会。死去的那些动物在梦中复活，预示着她们会重获健康，这让她们感到安全、舒适、有人爱。

金妮和杰茜卡一样，已经知道自己很快就会离开现实世界，去一个满是逝者的地方。她的梦也告诉了她很多。随着病情的恶化，她做梦的次数成倍地增加，城堡里的动物和宠物也在成倍地增加。它们曾经死去，现在却享受着健康和自由。在那个另类的世界里，金妮知道自己即将死去，同时又从另一个世界中得到确定的爱。那里没有疾病，她看到自己的宠物恢复健康，也在努力学习宠物们无条件的爱与接受。尽管金妮知道我们需要她用成年人的话语描述自己的痛苦，但她根本不需要这样做，因为她已经通过喜爱的歌曲间接地向我们讲述了这些痛苦。

我问起金妮最喜欢什么音乐，她提到歌名时我很快就暴露出自己对她那一代人音乐品位的不了解。她则会欣然地讲给我听。金妮去世一年半后，我抽时间听了她非常喜欢的歌曲之一，肖恩·蒙德兹的《缝合》，歌词讲述了单恋造成的情感创伤。金妮知道这首歌的全部歌词。当我开始理解这些歌词的真正含义时，才意识到对金妮来说，肖恩唱到的所有身体和医学术语都是她实实在在感受到的，而不是比喻：

> 曾经以为自己一直很受伤，
> 但从没有谁让我痛得如此绝望……
> 现在需要有人让我起死回生，
> 我感觉如溺深海……
> 伤口需要缝合，

我把自己绊倒，

痛苦地，央求你来帮我。

副歌部分更让人心碎：

一针一线，

将你逐出我的心岸。

一针一线，

让它随风飘远。

　　歌曲听罢，我无语凝噎。在认识金妮之前，我已经对孩子的思维过程的雏形做了一些假设，结果却发现自己对这个过程的理解太有限了。金妮 16 岁，介于儿童和成人之间，所以她表达死亡的语言兼具两个年龄段的特点。她一边唱着表达真实痛苦的歌曲，一边梦见了天堂般的城堡。金妮仍然期待有一天能靠这样的"缝合"治愈伤口。

　　米歇尔从未和金妮谈论过死亡。她不需要这样做。在去世前 6 周，金妮在卧室里给母亲发短信说："我想死。我永远都不会好起来了。"她非常清楚母亲一直在努力压抑着什么。金妮还在不止一个场景中找到了真相，有时是电影、歌曲，有时是梦境，这些场景共同作用，让难以想象的死亡变得可以被接受。无论这条短信是为成年人而写，还是为金妮自己而写，总之成年人无法接受的死亡，金妮已经坦然接受了。

　　在临近死亡的日子里，金妮每隔 15 分钟左右就喊一次"妈妈"。米歇尔在女儿房间安装了一个婴儿用的监视器，接收器放在厨房里。一天，她刚进厨房，突然听到金妮在热烈地谈话。米歇尔来到女儿的房间，问她在和谁说话。"我在和上帝说话。"金妮答道，"他年纪很大，但挺可爱的。"好像是为了让母亲放心，她又补充道，"你知道的，在我要去的那个地方，我不会生病了。我要去城堡。"

在遇到"上帝"之后，金妮不再反复呼唤妈妈。她转而从丰富的内心世界寻求安慰，她曾经分享过自己的所见，但以后不再需要了。第二天，我见到了金妮，她感到平静而舒适。4天后，金妮离开了这个世界。

我经常想起金妮，但遇见桑德拉后，关于金妮的记忆便更加挥之不去了。桑德拉是一个16岁的叙利亚女孩，不久前和家人一起搬到了美国。

桑德拉的父母在13年前就申请了难民身份。他们入住期待已久的新家还不足半年，唯一的女儿就因广泛转移性骨肿瘤被转移到了临终关怀中心住院部。尽管困难重重，但成功迁居美国前，桑德拉的父母汉纳和马琳一直没有放弃这个希望——到世界上医疗水平最高的国家去，这样就有可能拯救他们的小女儿。他们笃信宗教，把移民美国的时机看作上苍对他们虔诚祈祷的回答。

桑德拉从罗斯威尔帕克综合癌症中心转到布法罗临终关怀中心，来治疗那折磨人的无休止的疼痛。她的生理病痛以及基础疾病突然加重，鉴于痛苦的严重程度，家庭护理已经不适合她了。

在布法罗临终关怀中心，桑德拉极度渴望减轻病痛，一直要求给她"更多止痛药"。她的病情如此严重，而此前的疼痛治疗居然一点作用也没有，这是我始料未及的。这样无奈的情况，我在临终关怀中心见得太多了，在那些格外抵触药物治疗的孩子身上尤为多见。

和许多经历严重痛苦的患者一样，桑德拉也因疼痛而留下过心理创伤。在某种程度上，这与创伤后应激障碍类似。她处在极度恐惧的状态中，已经预料到任何动作都会带来疼痛。可以理解，桑德拉不再相信医学可以为她减轻病痛。即便如此，桑德拉还是对这个陌生的国度给予她的照顾满怀感激，只是她永远无法将这里视为祖国。

当家人不在身边时，桑德拉便请求医生给自己开足量的镇静剂。她坦言不想让父母看到自己痛苦的样子，把药开足是因为"这样就可以睡觉了"。桑德拉因疾病耗尽了气力，拼命想保持警觉和专注，但为了减轻旁人的痛苦，她宁愿牺牲自己一直渴望的清醒状态。

我们制订了一个计划来治疗桑德拉的疼痛症状，使用的药物治疗很有效，让她感到舒适不少。桑德拉不断提出请求，先是要求我们让她失去知觉、陷入沉睡，现在转而想要留在布法罗临终关怀中心："我不想回家。"

与父母不同，桑德拉的英语说得很流利。由于遭受了巨大的痛苦，她肯定优先选择留在一个让自己感到舒适的地方。家是痛苦的所在，而且是无法逾越的痛苦，桑德拉在那里伤得太重，根本没有爱别人的能力。

由此，我第一次意识到桑德拉知道自己来日无多了。

尽管桑德拉的父母竭尽全力不让她知道真相，但她还是知道了。汉纳和马琳不想让她以为自己快要死了。他们是无比虔诚的天主教徒，但他们拒绝了让神父到桑德拉床边为她做终傅①的提议，担心神父的到来会无意中让桑德拉察觉自己病情的严重性。为了这个小女儿，他们对病情只字不提，对桑德拉没有任何精神方面的劝慰，也不愿向病魔妥协。他们希望活泼的女儿继续相信治疗、相信治愈的可能、相信奇迹。我心里非常明白他们为何如此坚持。桑德拉是一个斗士，天生拥有一种力量，如果连她都屈从于自己悲惨的命运，那就意味着父母会二度失去她。在这对夫妇彻底放弃之前，他们是不会剥夺女儿的希望的。为了让女儿过上更好的生活，他们已经牺牲了一切，可女儿的生命终究还是要停摆，在这种情形下，对这对父母提任何要求都太残忍了。

桑德拉的父母一直轮流守在她的床边，而他们家的朋友托尼和里米也尽可能地常来看他们，为医患沟通做做翻译工作。托尼和里米在桑德拉一家抵达美国时为他们提供过住处，桑德拉就像他们的女儿一样。每每谈起桑德拉，他们那股骄傲劲儿就好像自己就是这姑娘的父母一样。桑德拉的两个哥哥也很爱她，俩人都认为她比他们两个加起来还要聪明。

无法与这家人直接沟通一直让我很难过，但我很感激托尼和里米愿意为我翻译。我也知道并不是所有的事情都需要翻译。例如，这个年轻女孩及其家庭的悲剧，或是父母对孩子、哥哥对妹妹的爱，还有，即便桑德拉已经那么虚弱，她还是会一一回馈家人对她

---

① 终傅，宗教用语，天主教圣事之一，教徒在病中之时由神父敷圣油并为之祝祷，有助于赦免罪恶，获得善终。——译者注

的爱。这些，都不需要翻译。

当桑德拉从痛苦中解脱时，她与亲朋好友曾经认识的那个无忧无虑的年轻女孩几乎没有什么变化，充满活力、慷慨无私。没有了她，这个世界明显变得暗淡许多。夹在两种文化和两种语言之间，跳着两种舞蹈，用两种方式祷告，这是桑德拉；向我讲述她在叙利亚参加过的聚会，给我看她仍然可以通过社交媒体获得的照片，这是桑德拉；自学英语为移民做准备，到了癌症医院开始教护士自己知道的阿拉伯舞步，这也是桑德拉。还是这个女孩，有一天，在治疗回来的路上，她站在托尼的敞篷车里，伸出双臂，高兴地尖叫，把托尼也带回了那个鲁莽放纵、不计法律后果的年纪，这是桑德拉；当她卧床不起时，会叫托尼的妻子里米来和她玩牌，"里米，我服了止疼药……我们可以玩了"，这是桑德拉；她的视频里记录下了惊人的反差——尽管手臂残疾、戴着头巾、面色苍白，但她在每一个场合，会伴着每一首歌曲跳舞，在长椅上跳，在走廊里跳，在人群的视野之内公开地跳，也在她自己家里私密地跳，这也是桑德拉。

像杰茜卡和金妮一样，桑德拉已经长大，知道自己即将死去。可她又那么小，实在不应该这么早就离开这个世界。和前两位的体验一样，桑德拉不断重复的临终梦境揭示了我们一直想隐藏的真相。桑德拉一次又一次地梦见自己正在爬山，而山下的人则试图把她拽下去，阻止她接近山上的天使。她能看到山顶上有一个十字架，当她终于到达山顶时，那个十字架令她不再感到疼痛。这是一个她反复出现的梦境，她经常和很多人分享。那个梦境中的所有太过生动，因此桑德拉在讲述时很是心慌。在现实中，疾病带来的剧烈痛苦让她抽身不得，而梦境则将她从痛苦中解救了出去，蕴含着一个"无痛重生"的承诺。桑德拉对我们的医疗护理和精神引导表示感激，可这些无法令她重回完整状态，临终梦境帮助桑德拉在这二者之外找到了自己的方式。通过临终体验，桑德拉创造了一个新的世界，在那里，她可以获得解脱、卸下负担，心中不再存怀疑，身体不再有伤痛。

桑德拉来自一种非常虔诚的文化，所以她的临终梦境和幻觉都以信仰的象征为背景，这一点可以理解。然而，无论这意象或参照物与杰茜卡及金妮的梦境有多么不同，她的故事的结局还是与另外两个女孩殊途同归。这是一个类似的故事，与承诺、健康和温暖有关，催人向上，使桑德拉感到与"上帝的意志"和解。

对于大多数在病床边照顾患者的人来说，这个梦境的意义不需要解释。听到这个梦时，这家人的朋友托尼立刻意识到桑德拉的父母无法面对的事情。事实上，他越来越清楚桑德拉时日无多，因此，为了桑德拉的父母，托尼立马着手做一件他们想都不敢想的事，那就是安排桑德拉的葬礼。

在家人不知情的情况下，桑德拉在去世前一周在脸书上向大家告别。她向在叙利亚的朋友们宣布，这将是她"这段时间"的最后一篇博文，但她在脸书上留下的只是一首短短的挽歌，翻译过来也不影响原来的意思："我确实还太年轻，不够格谈论自己的人生经历，但通过我的疾病，我觉得自己成熟了很多。我知道，即便我们痛苦又悲伤，也要尽力传播快乐。不要为以后的事伤脑筋，不要计划很远，为了今天而努力，而不是未来。过一天算一天。活在当下。因为这些时刻不会重来，因为上帝对你的安排无论如何都会发生。"桑德拉做了我们大多数人都做不到的事。她在自己有限的时间里，用自己的方式和语言说了再见。在这段告别辞中，桑德拉分享了她短暂的一生中通过疾病积累的智慧：心存信仰非常重要，感恩活着的每分每秒，分享快乐是为人之道。

一个孩子即将死去，这简直让人难以想象，也正因如此，孩子们面对死亡时表现出的平静才更加令人惊讶。然而，和成年人一样，孩子们的临终梦境和幻觉充满了他们内心期许的事件、需要的人和宠物，使他们能够有尊严地、平静地走向死亡。

我们有幸认识杰茜卡、金妮和桑德拉，在她们去世后，我们的心里空落落的，但这种失落感并没有什么意义。少年夭折就像一个未兑现的承诺，总是一个悲剧。然而，那些将死的孩子面对死亡时并没有什么疑问和遗憾，他们只管前行，那些都留给了身后的成年人去承受。孩子们体会不到我们的绝望和世俗的痛苦。简单地说，我们恐惧的事对他们不起作用。孩子们不会将终止的生命说成缩短的人生旅程。我们将死亡视为失去，他们则从中看到城堡、天使和忠诚的宠物；他们感觉到温暖，可以与老朋友见面；他们听到音乐在耳畔响起。孩子们找到了属于自己的语言，这种语言是我们无法理解的——坦然接受死亡。他们的临终梦境包含着不同形式的希望和解脱，给予了他们坚定的爱。

在死神门前，孩子们教给我们面对死亡时仍要保持坚忍和优雅。然而，对于我们这些既空虚又痛苦的生者而言，还是不能接受他们的离开。在这种时候，我们最好记住孩子们与成年人不同，他们经历了生命的终结，却没有陷入对意义或宽恕的无休止追求之中。正如艾米莉·狄金森那优美的诗句一样，"孩子的信仰稚嫩"，他们度过这世间最后的日子，好像"没有任何怀疑"，他们看到"彩虹，一如既往地美丽"。所以面对孩子们的死亡时，最好的方式，也许就是将毫无意义的失落感，转变为对 3 个年轻女孩的尊敬和赞叹，她们在梦中找到了这个人间无法给予她们的美好——最后的平静。

第八章

大脑功能相对特殊的人

在是非对错的界域之外，

有一片田野。

我在那里等你。

——13世纪波斯神秘主义诗人　莫拉维·贾拉鲁丁·鲁米

　　本书用大量篇幅记录下了不同的声音——来自孩子和父母、配偶和兄弟姐妹、警察和罪犯，还有那些无人记得、无依无靠的人。这些发声者通过各自的方式向我们表明，不论之前拥有怎样的人生，有过何种经历，每个人的最后时刻并非只能被动地面对身体机能的衰退。相反，生命的终结是一个主动参与和自我肯定的内在过程，往往会让弥留之人在心理和精神方面双重受益。但那些大脑功能相对特殊的人在面对生命的终结时又是什么样的情况呢？他们往往有认知障碍或情绪、知觉缺损等问题，医学界将其归类为精神不正常、精神错乱或精神残疾类群体，或者给他们贴上"非典型神经疾病"的标签。在现实生活中，这部分患者的声音和故事通常会被忽视，或者被边缘化，那么他们的人生最后时刻又是怎样的情形呢？我们的研究发现，大脑功能正常的人在临终前会经历复杂的精神转变，但对于这些"大脑功能异常"的人而言，这些标签和成见除了对他们生前的种种多有限制，是否还会限制其走向死亡？

临终体验以及这些体验所带来的充实感和满足感，是人类特有的，然而这一点很容易被忽视。对那些存在认知障碍及发展障碍的患者而言，尤其如此。不论是这种缺陷相对较轻的人（如玛吉的案例）还是较重的人（如患有阿尔茨海默病），都不外乎于此。

玛吉在很小的时候就被诊断为患有脑瘫，这是一种神经系统障碍疾病，是胎儿在子宫内或婴儿在分娩过程中大脑受损造成的。这种疾病不可治愈，但症状一般不会随患者的年龄增长而恶化。玛吉深知自己与众不同，也深知自己一直备受大家关爱，她带着这份笃定，度过了漫长而充实的一生。75岁那年，玛吉选择终止针对乳腺癌的化疗，住进了我们的临终关怀病房。但与她一起生活了50年的丈夫不太认同这个决定，他希望妻子继续治疗癌症。玛吉也想继续活下去，但再也不愿忍受做化疗所带来的并发症，她觉得这种治疗对癌症起不了任何作用。因此，玛吉自己做了决定——她一贯如此，不会瞻前顾后、犹豫不决。玛吉在布法罗市一个工薪阶层聚集的街区长大，住进布法罗临终关怀中心时，她开始重温小时候生活在这个街区的点点滴滴，再次感受纯粹的天伦之乐及"街坊的照顾"。

玛吉的父母乔治和多萝西是美国的第一代波兰裔移民，给了她一个充满爱意、音乐、传统习俗和欢声笑语的成长环境。玛吉的故事与她所生活的移民社区密不可分。这个社区里的大多数人是蓝领阶层，在那个年代，人们没有多少职业选择和赚钱手段，只能相互依赖、相互扶持。

在玛吉成长的年代，还没有《美国残疾人法案》保障美国残疾人的权益，也没有人为他们提供高质量的服务，美国社会也没有达成广泛的共识——这些残疾人形成了一个没有社会归属感的群体。另一方面，相关政策、官方惯例和法律程序统统缺失这种情况也意味着，当时并没有什么具体分类方法或者法律条文能将玛吉和其他常人区分开来。相反，玛吉在成长过程中一直认为自己是个有价值的人，并没有因脑功能与常人不同而妄自菲薄。她获得了自我认同和自我价值感。玛吉的人生也面临许多挑战，比如语言障碍和学习障碍，但她并没有受限于此。尽管语言能力和表达方式不同，但她的心声仍备受珍视。玛吉所在的社区邻里之间关系亲密，大家共同构成了一张图案丰富的壁毯，而她的独特也是其中的一部分。这也是为什么玛吉总是充满幸福感——她不仅在家里觉得幸福，每次上街也觉得很幸福。玛吉的邻里没有给她贴上标签去贬低她，而是完全接纳了她，包括她的特殊之处。

有些人生来就面临诸多挑战，缺少机会，但他们总能以幸福面貌示人，我一直很敬佩这样的人。眼前的玛吉虽已时日无多，却总是张开没牙的嘴巴绽开大大的笑容，整个人仍然那么有趣、大方和快乐。她是一个谜，同时也是一个奇迹。不论以什么标准来衡量，玛吉的一生都是成功的。通过给予爱和收获爱使她做到了这一点，她也知道自己做到了。

我忍不住问玛吉："身为脑瘫患者，你从小到大经历了什么？"玛吉不紧不慢地给我讲述了一个"奶酪巴士"的故事。那时社区内有一辆专门接送残疾儿童上学的小巴士，孩子们称之为"奶酪巴士"。玛吉第一次拒绝乘坐奶酪巴士时只有 12 岁。无论是雨天、雪天，还是雨夹雪的天气，她都会选择花 45 分钟步行往返学校。这个姑娘从小到大一直有一种归属感，这种归属感令她无法忍受凸显自己不同于常人的任何做法——所以她绝不会去坐那辆奶酪巴士。为了尊严，玛吉宁愿步行，那条路上的每一步对她来说都是值得的。

玛吉不需要和别人一样，她也不想跟别人一样。她只想保留童年时期获得的馈赠——一种身份认同感。这种认同感源于不同，而非不足。到了 12 岁，玛吉竭尽全力去建立一个世界，在这个世界里，"与众不同"令人欢欣鼓舞，独立自主并不妨碍相互依赖。

在玛吉的临终体验中同样没有奶酪巴士的影子，这一点并不奇怪。这个棘手的问题，在她还是个小孩子时就已经搞定了。相反，在临终梦境里，玛吉重温了童年最快乐的时刻之一。那是在八年级的某一天，同学们示意她走到教室的窗户旁。玛吉走到窗前，看到祖父在远处拉着手风琴，吸引了一大群人。大家一边拍手一边跳舞，此时还不断有人围拢过去。对于玛吉这个从来没有拿过奖的小女孩来说，彼时她成了班里最大的赢家——那个和蔼可亲、多才多艺的老人正是她的祖父，这里三层外三层的人都是他的听众啊！这些可都是"她的人"，小女孩感到无比自豪！这个场景最常出现在玛吉的梦中，总能给她带来愉悦感和完整感——这份记忆一直提醒着她，自己是有归属感的人，而且这依然很重要。

玛吉的临终体验，不仅反映出她的生活状态——始终被家人和邻里的爱包围着，而且表明了她的有生之年始终活得轻松愉快。长大成人嫁作人妻后的玛吉在她生活的社区也为人熟知，街坊都叫她"哞哞奶奶"，主要是因为她喜欢奶牛。这一次，玛吉欣然接受了这个新标签。她的女儿伯妮丝回忆道，社区里的孩子"一看见哞哞奶奶，就会立马跑过去"，想让奶奶抱一抱，而玛吉总是"在冰箱里放着许多冰棍儿"留给孩子们，乐得做"所有孩子的妈妈"。

玛吉的生活是快乐的，这一点我们也可以从她的幽默感中看出来。带着这种幽默感，玛吉向我讲述了另一个梦境。我至今记得她当时说起一种反复在梦境中出现的幻觉：一张毯子从房间的一边移到另一边，然后挂在墙上，最后毯子上面开始浮现玛吉已故父母的样子。这个梦境无论她分享过多少次，说起来仍是一脸幸灾乐祸的表情，这种反应在某种程度上是梦中父亲惊呆的表情引起的。他总是会把食指放在嘴巴前小声说："你不应该看到我们啊。"但同时又向玛吉保证，他们会"在适当的时机"回来看她。玛吉觉得这种幻觉非常有趣。虽然内容有点怪异，但并不影响她积极的心态和内心的平静。从生命伊始到人生终点，玛吉始终沐浴在爱意之中，一生安心。

玛吉患病之初——在去世前几周，而非前几天——已故的双亲还有挚爱的姐姐贝丝就出现在她的梦中。在临终梦境的世界里，有亲人为她做向导，指引她前进的方向，安抚了她的心，这是梦境之外那个更大的世界无法做到的。这些亲人告诉玛吉："你的时间还没到呢，我们会回来找你的。"令人惊讶的是，玛吉似乎并不在意父母和姐姐已经逝世的事实，重要的是他们的爱与支持仍然伴随着她。于她而言，这些感觉才是最真切的。

与帕特里西娅这样的患者不同，玛吉并没有客观地叙述自己的临终体验。她也不会批判性地评价这些体验。临终梦境和幻觉中出现的场景在玛吉看来无比真实，她也由衷地珍惜这些场景。或许玛吉的思维会变得迟钝，但她的心不会——她总是满腔热情，及时对梦境做出反应。从一次用摄像机记录下来的采访中我们可以非常清楚地看到，玛吉的临终梦境和幻觉让她整个人变得活泼好动、富有力量。

当玛吉开始描述已故的姐姐贝丝回来找她的梦境时，她那种轻松愉快的神态渐渐消失了，随后整个人变得非常情绪化。她的原话是这样的："我躺在床上的时候，姐姐来找我了。是那个去世的姐姐！"玛吉继续描述着梦中的场景，但声音听起来很悲伤，连呼吸都带着伤感。跟许多描述自己内心经历的患者一样，玛吉在叙述的过程中混淆了想象中的世界和现实世界之间的界限。她在梦中恳求姐姐："跟我在一起吧，不要离开我！"贝丝回答道："我做不到啊，我没办法留下来陪你啊……"即使是在清醒时重述这些话，玛吉也是泪流不止、泣不成声。她再次回忆起自己恳求姐姐的话："贝丝，你会留下来陪我吧？这儿只有我自己，你陪陪我吧！"

重温这一幕时，时间和距离仿佛再次变得无关紧要了。跟玛吉的父母一样，姐姐也温柔地安慰着她，回答道："不行啊，现在不行。但我们很快就会在一起的。"贝丝安抚着将不久于世的妹妹，"躺下来吧。"随后梦境便结束了。玛吉一边说着姐姐最后的叮嘱，一边渐渐恢复了平静，眼泪也止住了。她不再难过了。

无论是当时还是现在，有一点始终令我难忘——玛吉的临终体验不仅挑战了我们对死亡过程的普遍设想，而且颠覆了这种设想。从我们的角度来看，大多数人会毫不迟疑地认同英国诗人迪伦·托马斯对我们的告诫，不要"温和地走进那个良夜……怒斥，怒斥光明的消逝"。这个抒情的句子是如此优美，但或许并没有准确地描述出走向死亡的过程。托马斯只能想象死亡，而玛吉则是实实在在地经历着死亡。对玛吉来说，死亡与愤怒毫不相干，她不是在抵抗"光明的消逝"，而是在努力想回到布法罗市那个儿时的家。

对玛吉来说，临终的过程和她成长、生活、患病以及即将死去的地方密不可分，离不开那张由她充满爱的家庭细细密密编织出来的情感之网。她从来不是孤身一人，一生都有人陪伴，临终时也是如此。玛吉的临终体验不仅减轻了她对死亡的恐惧，而且帮助她与去世的亲人重新联系在一起，让她找回了归属感。

圣雄甘地曾经把幸福描述成一种"你所思、所言、所做的一切达到和谐一致"的状态，用这句话来形容玛吉这样了不起的女性真是再恰当不过了。在外界看来，玛吉真实的状态与她（作为一个残疾人）应该表现出来的状态并不匹配，但从她的内心世界和临终梦境展示的内容可以看出，玛吉完全接纳了自己的身体，也适应了他人的目光。

玛吉的生活状态源于她内在自我和外在自我的高度一致，不幸的是，许多认知障碍更为严重的患者在生命的最后阶段并没有达到这种一致。相反，那些患者脱离了最真实的自我。认知功能丧失通常指的是患有阿尔茨海默病（俗称老年痴呆），这是迷失内在自我的极端例子。这种疾病使我们与真实的自我分离，或者说是与神经病学家奥利弗·萨克斯所说的"内在状态"分离，而且无可挽回。与其他疾病不同，阿尔兹海默病创造了一个认知能力缺失但情感和感觉仍然保留的世界。

正规的研究要求患者的认知能力未受损伤，只有这样，这些患者才能表示知情、同意，因此患有阿尔茨海默病的患者通常会被各种研究排除在外。然而，若要全面研究患者的临终体验，则需把阿尔茨海默病患者包含在内。由于这类患者需要在看护人的帮助下才能适应这个"面目全非"的世界，所以研究人员要想了解这些患者的世界，必须同时考虑患者看护人的意见。

患者的认知能力逐渐下降，直到患上阿尔茨海默病，通常会导致临床治疗时医生过度关注这个患者身上具有挑战性的行为及其应对方法，从而损害患者不为人知的心理状态。而且，临床治疗时医生只用测量的方法估算阿尔茨海默病患者丧失了多少认知能力，可能会无意间掩盖患者的主观世界。这是因为临床医生一般只关注可观察到的患者行为和表面的缺陷。由于过度依赖评估者无能力的测试（比如重复数字或者回忆前任总统的名字），我们在讨论患者病况时总会使用与缺陷有关的临床术语。这种做法导致我们忽略了阿尔茨海默病患者的内心世界，无视这种主观状态中的丰富内涵。我们没有考虑到他们的生活体验，因为对阿尔茨海默病患者的固有认知使我们看不到他们每个人的个性。

尽管阿尔茨海默病患者的脑部功能受损，会忘记从前生活中的许多细节和事实，但他们的内心通常还留存着有生以来体验过的刻骨铭心的喜怒哀乐。阿尔茨海默病患者记得自己童年时养过的狗叫什么名字，却想不起现在是周几的情况并不少见，这是因为阿尔茨海默病会损害患者形成新记忆的能力。这种疾病通常会令患者的亲人非常痛苦，我的朋友约翰·坦格曼博士对此深有体会。他的母亲患有阿尔茨海默病，老人家早年经历过创伤，因此在临终之际注定会回顾痛苦的过往，而不是关注更有希望、更宽容豁达的现在。

格尔德·伯根出生于挪威的奥勒松市，父亲是一位船长，母亲是家庭主妇。她的童年时光闲适而恬静，冬天在壮丽的山脉上体验高山滑雪，夏天则在当地的峡湾里体验水上运动和帆船运动。1940年4月9日，纳粹入侵挪威，彼时的格尔德刚读高一。她见证了自己的国家在二战期间成为防御最严密的国家，平均有8个挪威人对抗1个德国士兵。

随之而来的是纳粹军队对挪威长达5年的占领。纳粹强行实施各种政策，限制食物供应，实施广泛的新闻审查制度，以及进行极其荒谬的纳粹宣传。例如，纳粹军队试图美化臭名昭著的"胜利万岁"纳粹礼，给它打上了一个可以追溯到维京时代的古挪威传统烙印。

格尔德目睹了多起令她困扰终生的恐怖事件。她们学校的校长因私藏无线电发报机被抓，她眼见着校长被当场处决；她有许多朋友因参加抵抗运动而失去了生命；她的家人缺粮少食，备受饥荒威胁。格尔德的父亲甚至请医生在她的手臂上打上了一块石膏，格尔德戴着这玩意儿整整一年，但她根本没有残疾。父亲希望给女儿打上有缺陷的标记可以使她逃脱纳粹推行的"生命之泉"优生学计划。这项计划是让德国党卫军与金发碧眼的健康挪威女性结合，然后生育后代，从而"净化"雅利安种族。

二战结束后，格尔德的生活依然悲惨，屡遭创伤，噩耗不断。就在她刚刚拿到牛津大学图书馆学硕士学位时，她高中时代的恋人、后来的丈夫在一场航海事故中丧生，那时的他只有20多岁。1954年，为了忘却悲伤的过往，格尔德离开了家人和朋友，旅居美国。她最终在布法罗再婚并定居，生了两个儿子，但小儿子托马斯在 3 岁时便因白血病夭折。格尔德 52 岁时，第二任丈夫也意外去世，这个四口之家现在只剩下了两口人。

我的同事约翰就是格尔德的另一个儿子。他至今仍记得母亲一生的悲怆，还有她对战争和战争贩子的愤怒，以及由此产生的痛苦。以前，每次家庭聚会开始前他们都会祈祷纳粹暴行不再重演。战争的创伤使格尔德迷失了自我，而其第二任丈夫（约翰的父亲）的离世无异于雪上加霜。在阿尔茨海默病早期，格尔德日益沉迷于那段战争记忆，难以自拔，所以会把当天发生的所有不顺心的事，不论是吃了凉透的餐饭还是电视遥控器不见了，直接归咎于希特勒本人。

阿尔茨海默病对于那些与患者比较亲近的家庭成员而言尤为具有挑战性——他们会一步一步失去那个曾经亲密无间、而今性情大变的亲人。他们只能眼睁睁地看着自己的亲人逐渐忘记身边的人和事，只留下一副躯壳。母亲格尔德就在眼前，约翰却始终感觉自己被她抛弃了。他觉得阿尔茨海默病剥夺了他们之间的母子关系。这种感觉非常强烈，强烈到在母亲去世很久之前，他就开始为失去她而悲痛不已。

随着时间的流逝，死亡临近，格尔德身上出现了一种不寻常的转变。这一转变逐渐抹去了困扰她一生的苦涩和愤怒。格尔德忘记了希特勒的恶行，也不再惧怕战争，变得非常镇定。她一反常态，总是心情愉悦，对待护理人员也明显热情了许多。格尔德不再把自己深埋在过去的痛苦之中，而是会花上好几个小时深情地凝视着去世的儿子托马斯的照片。约翰发现母亲经常朝着他那已经过世的弟弟的照片飞吻，回忆往昔的美好时光，表露出她对托马斯永恒的爱。格尔德正在积极争取与早已离世的儿子重聚。

随着阿尔茨海默病不断加重，格尔德的旧时记忆给她带来的负担减轻了，她似乎变回了最初那个尚未经历过创伤的人。格尔德的转变实在是太彻底了，照镜子时都能被眼前的自己吓一跳。她把镜中的自己称作"疯女人"。最后，约翰不得已，只好拿一块布盖住镜子，好让母亲不再有这种想法。这么一来，格尔德便能专心回到遥远的过去，不需要再从镜子中看到自己85岁的面容。或许，她只是拒绝面对自己受损的灵魂的外在模样。

几周后，格尔德安然离世。或许她曾带着对现实世界的扭曲认知度过了一生，但在最后的时光里，她回到了美好的记忆中。这份记忆使她的自我意识恢复到未曾受损的状态，让她从痛苦的泥淖中挣脱出来。

对于患有阿尔兹海默病或其他类似疾病的患者而言，眼前的现实世界根本无法与旁人分享，睡眠状态和清醒状态下经历的临终体验对他们而言更是难以分辨。由于阿尔茨海默病患者的世界很难与他人共享，因此他们的临终梦境、临终体验始终是无法探知的秘密。其实，这些患者的内心世界也时常经历着变化，这是临终过程的一部分。他们也许在治愈旧伤疤，也许在找寻丢失的东西或呼唤遗失已久的爱。我们可能无法收集到证据——至少不是那种经得起科学推敲的证据——来证明这一点，但我的确一次又一次看到这样的变化发生。虽然这听起来很不可思议，但我确实亲眼见过认知功能严重受损的患者在走向死亡的过程中，内心世界重新变得丰富而有活力。

以奥利弗·萨克斯医生为代表的多位医学专家指出，患有阿尔茨海默病的人具备一种情商，这一情商可以被解锁，但得有正确的钥匙才行，比如音乐。他们强调，创造性艺术非常重要，如果只基于患者的分辨能力来评估患者状况而忽视了他们的感觉、能力，通常会犯错误。患者的想法也许很难被捕捉到，但他们仍会与自己的内心世界产生共鸣。患者既不会与自己的心分离，也不会失去爱的能力。

许多病症常常会导致错误认知，让我们对患者理解死亡和死亡过程中的重大意义的方式和能力产生误解，唐氏综合征便是其中之一。关于患者的猜测包括他们会如何面对这种不治之症，或是否会做出反应，以及应该与患者共享哪些信息。我不会去设想这些问题有标准答案，但我的确在唐氏综合征患者身上看到一种强大的适应能力——即使生着病，也能在培养平静心境的同时，积极找寻生活的意义。

临终体验在帮助临终之人获得原本无法感知的情绪方面，潜力尤其大。一位名叫萨米的患者就遇到了这样的情形，在她生命的最后几个月里，我一直在照顾她。萨米患有唐氏综合征，36岁时还诊断出患有转移性卵巢癌。她经常和我讨论自己的病情，以及对症治疗需要做的工作。癌症导致她的腹部因腹水而鼓起。腹水是一个医学术语，指腹部有大量积液。我每次设法处理这种症状时，萨米都会立马纠正我："肚子鼓是因为我怀孕了。"萨米重新定义了导致她身体不适的病源，把患有绝症的这个残酷现实抛诸脑后。当我询问伴随病情产生的恶心、腹痛和疲劳等症状有多严重时，她笑着坚持说："我知道会有这些反应，因为我怀孕了呀。"随着病情恶化，萨米的不适感变得越来越严重，肚子也越来越大，这反而让期望当母亲的她愈加快乐了。在萨米睡着时，梦境进一步强化了这种"现实"。

　　我开始担心其他人会如何回应或看待萨米对自己病情的解释。她住在一个残疾人之家，这里是她的大家庭，虽然并不豪华，但很干净、可靠、安全。在过去的几年里，我曾多次去过这个为残疾人打造的安身之所，为那里的患者进行诊疗。我认识那里的许多员工，也很快意识到自己对萨米的担忧是没有必要的。直接护理患者的护工通常会具备非凡的临床洞察力和判断力。残疾人之家的护工出色地完成了两种工作——不仅能温柔地引导各位"居民"进行日常活动，而且能时时为他们提供熟悉而又安心的陪伴服务。

　　萨米很少接待外来访客，但她俨然将自己视为这个大家庭中的一员了，毕竟她在这里生活了将近10年的时间。直到最近，她的大部分日常活动还是独立完成的。她很享受残疾人之家组织的外出（逛商场）活动，也愿意参加定期为这里的"居民"提供的生活技能培训。随着我来访次数的增加，萨米终于愿意向我讲些烹饪窍门和理财技巧，这些都是她在不同的工作坊里学到的。这些生活小贴士对我的帮助之大，也许她是不会知道的。

　　萨米没有近亲属，于是她便努力虚构出一个亲人，还让他参与到自己的生活中。身体的缺陷剥夺了萨米当母亲的权利，却没有夺去她欲为人母的本能。她一辈子都爱随身带着玩偶娃娃，照顾她的护理人员也经常给她带一个玩具婴儿用以安抚。她最新的娃娃是个可爱的布娃娃，这个布娃娃胖乎乎的胳膊和小腿儿都是用接近肤色的材料制成的。但临去世前，萨米不再愿意用替代品来敷衍自己。尽管已经做了药物治疗、影像检查、化验检查，也去其他医院就诊过，但萨米还是把自身疾病的各种症状当作怀了宝宝的迹象："我怀孕了。"故事讲到这里，或许更重要的是，这是她的故事，而且她一直相信这个故事。

萨米将临终的过程或者说失去生命的过程，改写成孕育生命的故事。这是她一直以来梦寐以求的。几十年来，她坚持把玩偶娃娃带在身边，但还是无法真正实现当母亲的愿望，也只能把疾病当作怀孕聊以自慰了。

我记得在萨米去世的前几天，我曾和她讨论过疼痛治疗的细节，当时她只是微笑着重复那句口头禅："没事的，克尔医生。只不过是宝宝在肚子里面不安分罢了。"我也笑了笑，对上她的目光。感谢这个神奇的临终过程，让内心世界战胜现实世界，满足了我们埋藏在心底的愿望。跟玛吉一样，萨米在我眼中堪称奇迹。

照顾萨米还意味着我要重新考虑本章开始时的假设——无论一个人的认知水平或神经发育状况如何，临终体验都是普遍存在的。我重复了一种无意识的偏见，而且我们有时会带着这种偏见看待与常人不同的人。我一直在寻找"他们"和"我们"之间的相同之处，其实这是一种毫无裨益且极为局限的比较。萨米让我意识到，所谓的相同之处着实无关紧要。她的临终体验和她本人一样，都是独一无二的，而且她的看法与别人的看法之间的差异并不能削弱自己的临终体验。事实上，萨米的临终体验可以说是更具治愈性的，因为它们符合她长久以来的想象，而且不论萨米是清醒的还是睡着的，这些临终体验对她来说都是一样真实的。

萨米帮助我更加准确地认识到在认知方面异于常人的患者走向死亡的方式，而自闭症患者安德烈则帮我加深了这一认识。他的临终经历再次有力地提醒我，在生命终了时所做的结论和推测，只有基于患者本人的表述才有可能是准确的。

作为一个高功能自闭症患者，安德烈一生的大部分时间是在本地的一家杂货店跑腿打杂。安德烈的父母去世后，他一直由表妹莉萨的父母照顾。多年以后，莉萨成了 3 个孩子的妈妈，此时安德烈又成为表妹小家的一员，由她继续照顾。即便已经成年，安德烈在一定程度上仍旧需要他人照顾。像玛吉一样，安德烈一直将亲人的呵护视为自己的归属，而非负担。亲人给了安德烈多少爱，他就回馈他们多少爱，他的存在丰富了这个家庭三代人的生活。

安德烈纯净的心灵和纯粹的快乐使他很容易对孩子产生强烈的认同感。他搬进莉萨家时，莉萨的儿子哈森才 3 岁，两人很快就亲近起来。这对好伙伴终日形影不离，一起在房子里玩玩具枪，在不同的房间用对讲机聊天，装扮一番一起庆祝万圣节之夜，一起刻南瓜灯，还一起躲在院子里成堆的树叶下搞恶作剧。安德烈喜欢家庭旅行和寻找复活节彩蛋。他的家人虽然会说他"孩子气"，但依然会尊重他较强的独立意识。他可以自己捣鼓早餐，准备工作午餐，去商店购物时不需要别人协助。此后的 13 年间，安德烈一直和莉萨的家人生活在一起，直到 75 岁去世。

安德烈曾经占据他们的心田，也参与过他们的生活，当莉萨回忆起这一切时，一股感激之情涌上心头。莉萨解释道，她的几个孩子与安德烈在一起时，学到了"同理心"这宝贵的一课。有这么一个人陪伴着他们度过童年时光，这些孩子凭直觉就知道何时该出手帮他，而安德烈也带给了他们无条件的爱和欢声笑语。

2017 年 5 月，74 岁的安德烈被确诊为充血性心力衰竭和膀胱癌。医生建议他接受临终关怀，他们估计最终导致安德烈死亡的会是心脏问题，而不是癌症。没有人把这件事告诉安德烈，因此他继续无忧无虑地生活。直到 2017 年 12 月 1 日，安德烈中风了。

莉萨和她的丈夫默尔非常用心地帮助安德烈充实地过好每一天。中风后，安德烈要使用助行器走路，一天到晚都得插着导尿管，但他还总是笑嘻嘻的，对什么都很好奇。安德烈就这么生活着，还没有充分意识到自己将不久于人世。在去世前一个月，安德烈开始看到一些旁人看不到的人，莉萨后来才确认那些人都是已故的亲人。联想到此前安德烈无忧无虑的生活状态，莉萨十分感动。安德烈总是在白天看到这些亲人，而莉萨可以看出他们是什么时候出现在安德烈眼前的，因为那时他会睁大双眼盯着窗户看。默尔注意到，出现这个场景时，安德烈似乎会带着一种"振奋人心的好奇心""活跃起来"，迫不及待地想与其他人分享眼前的一幕。

安德烈第一次看见的，是一个戴着帽子的男人。他没有认出是谁，但这个人很友好，朝他挥了挥手。第二次，他的眼前出现了一男一女，安德烈隐约觉得那个女人有点儿眼熟，有可能是像哪位奶奶。这样的"造访"几乎每天都会出现。有一次，他还看到另一个男人正在拍照，而摄影恰好也是安德烈最大的爱好。

还有一次，安德烈正在和莉萨说话，突然看到莉萨去世的母亲在房间里，还用手指了指她。她正坐在他的行李箱上，于是他笑着喊叫起来。与我们的大多数临终患者一样，安德烈的临终体验中也包含准备出行这一主题（要么是在旅途之中，要么是在打包行囊）。

在莉萨看来，安德烈最令人动容的一种幻觉，就是看到她的侄子卢卡斯小时候的模样。这样的临终体验恰好反映出他对孩子的喜爱。卢卡斯在差不多 6 岁时因恶性白血病夭折了。莉萨的女儿加布丽埃尔和卢卡斯年龄相仿，两个人一起长大。这两个孩子亲密无间，他们最喜欢做的事情就是捉蝴蝶。安德烈幻觉里的小孩子也在追着蝴蝶跑，但这不仅仅是由于留恋过去而产生的一闪而过的片段。这种幻觉传递了一种信息，安德烈也实事求是地把这种信息转达给莉萨了："卢卡斯告诉我，他已经死了。"他的临终体验正是以这种方式让他切实感受到死神正在逼近，却又将死亡呈现得像追蝴蝶一样，可以看见又没有伤害。

在安德烈看来，这些临终体验不过是日常生活的一部分。他从未停下来思考，自己是不是在做梦或者为什么会做梦，也不会问在幻觉中出现的人都是谁。安德烈从不费心去琢磨临终幻觉可能会有什么深意，他只是凭直觉知道这些都是有益的，让他感觉很舒服。他觉得很安全，有人陪在身边，有人爱着他，一想到这些，安德烈便会咯咯地笑。

对于莉萨和默尔而言，能够分享安德烈的临终体验——有时是通过翻看相册，安德烈能从照片中认出某个人、某张脸——这样的共处时光实在是令人难忘。他们的女儿加布丽埃尔也同样深受感动。安德烈的追忆让她回想起童年的快乐时光，却又无须再次体会痛失亲爱的卢卡斯表哥的痛楚。知道临终体验让安德烈备感幸福，且由此获得他最珍视的归属感时，全家人十分安心。安德烈的最后几次临终体验不仅有抚慰作用，用莉萨的话来说，而且"令人备感舒适"。她是这样评价的，虽然"许多人在临终时都要用止痛药，但是安德烈不需要"。事实上，除了去世前两天，安德烈一直都"很清醒"。

哪些是我们感知到的现实，哪些是内心和潜意识给我们的暗示，大多数人能明确知道两者之间的界限，但在安德烈眼中并没有这样的界限。他在两个世界之间自由地游走。与萨米一样，临终梦境对安德烈来说并非一种刚出现的意识，必须和周围的环境相容，他有着明确的情感，这份情感决定了他的生活及人际关系，而临终梦境使这种情感得以延续。从萨米的临终体验可以看出她的母性本能从未动摇，安德烈的临终体验也反映了他这个人始终如一，他从来没有因为环境改变过自己，他的性情始终保持着真实的美。我们也许需要通过心理和情感过程去找寻适合自己的方式，记住自身的临终体验，去经历并记住，但安德烈的临终体验却是备受恩泽的坦荡之旅。

我没有什么特别的方式能贴近那些被我们框定为"不健全"的患者的视角，也无从得知其他难以分享内心世界的患者有哪些临终体验，但要说这些人的临终体验不留痕迹，那就错了。最好的姑息治疗需要我们真正出现在患者面前，亲眼见证他们每个人的独特本质，看到他们身上的光环，不论这种光环多么微弱或这些患者多么与众不同。事实上，无论一个人在他人眼中是否健全，在生命即将结束之际，他内心和思想深处的体验或许永远不会完全为他人所理解。

著名小说家弗兰兹·卡夫卡曾经非常有预见性地指出："完全可以相信，生活的精彩之处就在我们每一个人身边，它全部的丰富内容等待我们探寻。但我们从自己的角度去看，却忽略了生活的精彩，其实它藏在内心深处，看似遥不可及……这就是魔法的本质，它不会创造什么，但可以为我们唤来早已存在的事物。"[24]

第九章

致留下来的人

你没有死

你只是改变了形状

变得

肉眼看不见了

变成了这种

如此清晰的悲伤

比你的存在

还要真实

和我分开之前

你完全属于你自己

而今的你

已是我的一部分

就在我的心里

——德纳尔·邓普西

《当呼吸化为空气》是保罗·卡拉尼什与肺癌抗争的回忆录，书的结尾是保罗的妻子露西·卡拉尼什在他英年早逝后写下的动人悼词。[25]露西描述了丈夫去世前两天的情形："我努力让自己坚强，但还是免不了心如刀割，想着他有多么痛苦，担心他最多只能活几个星期……那时候我都不知道，保罗只剩下几天时间了。"露西估量着丈夫病情的严重程度，意识到已无力回天，她悲痛万分："我已经开始想念保罗了。"

露西哀悼亡夫的做法与我们对丧亲之哀的理解不相符，她的反应也不同于人们失去挚爱后的惯常做法。对露西来说，丧夫之痛没有明确的起点，也没有明确的终点，更没有一个明确的时刻将临终与死亡、存在与消逝、过去与以后分隔开。

人类的悲伤体验是多维度的、灵活的、个人化的。家人和看护者在所爱之人离世后，会学着以各种方式适应一个没有所爱之人的世界，而这些方式不会按照人们通常所说的时间节点推进，也没有一个既定流程。然而有一点是不变的，那就是如果患者临终时心态平和，那么其家人通常也能更平静地接受挚爱的离世。得知患者在生命的最后时刻感到安适，我们的内心也会备感舒适与安慰。例如，家人若亲眼见证了这些患者临终体验的积极效果，他们就会感到十分安心。承受丧亲之痛的家人对患者的临终体验的接受度越高，就越有助于他们缓解自己的悲伤。一位临终患者的姐姐曾这样说过："他跟我说自己看到了最爱的姐姐（已故）向他伸出手。听到这些，我感到很欣慰，因为我知道这个梦境给他带来了安慰。他非常爱那个姐姐，姐姐也很宠他。"看护者甚至会反复表达他们的满足而非哀伤："他看到了已经去世的人，还和他们说话，他确实从梦中得到了安慰。他一点也不害怕——他告诉我的。""我仍然记得（这些梦），并享受着这些回忆。"

有时，临终梦境会揭示出患者的过往生活中某些不为人知的方面，以此帮助丧亲者渡过难关。患者约翰·斯廷森的家人，正是通过约翰的临终体验，慢慢认识了那个他们不曾了解过的老兵，那个后来成为他们的父亲、当年只有20岁的年轻战士。约翰87岁时，为了将曾经的战争经历深埋心底，他已经耗尽了毕生精力。约翰从未告诉家人自己在诺曼底海岸执行营救任务时目睹的恐怖场景，他一直在默默忍受，直到生命的最后几天，那遥远的记忆终于浮出水面。

约翰的儿子忆起父亲的临终体验时解释说："在父亲离世前的最后两周里，我对他的了解超过了此前任何时候。"他的妹妹也证实了这一说法："哥哥和我们几个对父亲的战争经历知之甚少。他很少提起生命中的那段时光。我们在他生命的最后几周了解到一些以前从未听说的事情。他从来没跟我们说起过那些事儿！"子女们可能不清楚父亲梦中重现的过去有哪些细节，但他们非常清楚父亲在病榻上经历的临终体验会产生积极的效果。在约翰去世几年后，每每说起老人走前的安详之态，他们的眼中仍会满含感激的泪水。

对于28岁的西拉的家人来说，他们的悲痛则是带着茫然开始的。他们必须在极短的时间内接受西拉即将去世的消息。西拉的腹部不适起初被误诊为阑尾炎，等到进一步检查的时候，医生诊断出西拉患有结肠癌，并且已广泛转移。西拉的母亲塔米仍然记得女儿得知这个可怕的消息时表现出的那种不可思议的平静。身为人母的她发觉女儿好像不愿承认自身病情的严重性时，内心着实是五味杂陈。

在西拉接受化疗的那家癌症医院里，她开始筹划自己的婚礼——西拉梦寐以求的那场婚礼，她要和自己4岁儿子的父亲办一场婚礼。她觉得自己需要两个月的时间来安排，但医生把塔米带到一边，建议他们不要等那么久。心碎的塔米无法安慰女儿，只好乞求西拉的未婚夫把预定的婚期提前。但这位未婚夫并非真心想和西拉结婚，所以压根儿不会有什么婚礼。癌症确诊给西拉带来了巨大的创伤，过了不到两个月她就从癌症医院转院，住进了布法罗临终关怀中心，这时她只剩下几天的时间了。从住院治疗转为姑息治疗，西拉根本没有时间搞清楚这其中的不同含义，更不用说让她接受从举行婚礼到面对死亡的巨大落差了，但她仍然坚持跟临终关怀中心的医生和护士说："我要战胜病魔！"

西拉的疼痛持续不减，病情也迅速恶化。治疗疾病是首要任务，但让她本人和她的家人明白她在世的时间已经不多了也是当务之急，这样他们才能在一定程度上接受西拉即将离世的事实，酝酿好要对她说的诀别之词。虽然我们知道临终梦境和幻觉有助于患者接受死亡，但面对西拉这种否认病情的情况，我们只能假设她没有经历过临终体验。

西拉的医疗团队包括姑息治疗医生梅甘·法雷尔，还有牧师、护士和社工，他们决定进行一些干预。首先，他们和塔米还有西拉的弟弟妹妹们会面。她的弟弟妹妹当中最小的8岁，最大的26岁。西拉的继父也在场。听到医生讲述西拉即将死亡的事实时，她的家人十分震惊，但大家随后纷纷分享了西拉在生活中充满爱意的片段，之前的震惊情绪很快得到了缓和。会面快结束时，法雷尔医生问其中一个大一点的孩子，西拉会怎么看待发生在自己身上的事情。这个孩子一边哭一边回答："西拉真的认为她会战胜病魔啊！她不相信自己快不行了！"

悲痛的家人需要接受亲人的离开，患者也需要接受死亡的到来，这是他们走向平和的第一步。西拉周围不同的现实不断碰撞、冲突，她在努力调和这一切。她需要弄清楚自己的病情，这样才能承认死亡将至的事实确实无可逃避。仅凭医疗科学手段是无法做到这一点的，还需要不断加深患者对死亡的理解才行。在其看护者尚不知情的情况下，西拉的临终体验已经启动了这个理解死亡的过程。不需要任何语言，临终体验就能够帮助西拉接受死亡将至的事实，而这是她的家人始终犹豫无法对她说出口的。

第二天，西拉的父母和看护者聚在她的病床旁，准备告诉她这个可怕的事实。法雷尔医生首先开口，她表示遗憾："虽然我和其他医生都尽了最大的努力，但我们还是没能解决根本问题，无法使你摆脱这种给你造成巨大痛苦的疾病。"西拉承认自己的确感觉比从前虚弱了许多，但面对即将到来的死亡，她仍坚定地表示抗争："我要战胜病魔。"她无力地轻声说道。西拉的母亲塔米在一旁强忍着眼泪。

法雷尔医生向西拉身边靠了靠。她对西拉一直以来为母亲、儿子和其他家人做出的不懈努力表示认可，对这间病房里充满的爱与关怀表示肯定。随后，法雷尔医生柔声问道："西拉，你想过未来吗？"答案是无声的，西拉的眼泪夺眶而出，顺着脸颊流下来。塔米强忍住为女儿拭去眼泪的冲动。

法雷尔医生接着问西拉有没有做过梦。"做过，一些奇怪的梦。"

这位年轻的患者答道，"有的梦我不大明白是什么意思，有的梦我又记不太清楚。"法雷尔接着说："西拉，你有没有一直梦到过什么人，或者说有没有什么人总会去梦中找你？"

停顿良久，西拉半眯着眼睛，视线越过法雷尔医生的肩膀，微笑着轻声说："嗨，爷爷！"

塔米忍不住哭了。这并不是西拉第一次梦见她的爷爷霍华德。霍华德是一位得过勋章的退伍老兵，是一个特别顾家的男人，他与深爱的孙女特别亲近。在癌症医院时，西拉曾多次梦到爷爷，现在，在安静的临终关怀病房中，在亲人的环绕之下，在揭示令她难以接受的真相之时，西拉又看到了爷爷。这绝不仅仅代表一个反复出现的梦。此情此景，已经不需要说出"绝症"和"临终"这样的词语，西拉就能明白死亡即将到来。临终梦境和幻觉使每个患者都能理解一种我们知道却不会明说的语言，感觉和认知在其中融为一体。西拉在临终梦境和幻觉中见到爷爷也有助于心碎的塔米减轻心理负担。

在场的人都静默着。最终，塔米打破了沉默："西拉，爷爷说了什么？"

"他说，我从一个年轻女孩成为一个妈妈，他一直为我感到骄傲。"西拉缓慢却又清晰地回答。她时而清醒，时而迷糊。"爷爷不想让我受苦。"这些轻声的话语让塔米知道，她必须允许女儿放手离去了。

"爷爷来找你的时候，你就跟他一起走吧，宝贝。别担心我们。"塔米坚定地说，话语中带着一种无私和力量，连她自己都不知道这股力量从何而来。

这个场面太过震撼，令在场的所有人终生难以忘怀。从精神关怀医生到医疗护理医生，多个学科的医生来到西拉的病房，希望能用自己多年的经验帮助她接受即将到来的死亡，但西拉始终坚持自己对死亡的理解。医生来这里本来打算对西拉进行干预，但他们自己也备受震撼。这也提醒人们，最好的知识往往是亲眼见证得来的，而不是学习得来的。

4天后，西拉离开了这个世界，临走前深爱她的家人和朋友都陪在她身边。塔米爬到西拉的病床上，想再抱一抱自己的孩子。西拉在母亲怀里咽下了最后一口气。有时，我们需要紧紧抓住之后才能放手。对这位悲痛的母亲来说，她已经陪自己的第一个孩子走完了生命的全程，这让她感觉"既痛彻心扉又很不真实"："她来到这世上第一次呼吸时我就在她身边，她离世时最后一次呼吸我也在她身边，有多少父母能像我这样幸运呢？！"

尽管目前我们有理由认为临终梦境在帮助患者得到安慰的同时，对他们的亲人也颇有裨益，但临终梦境对丧亲之痛的影响其实在很大程度上尚未得到验证。迄今为止，从患者的角度进行的临终研究尚且十分有限，而且直到最近，只有一项日本的研究考察了临终梦境对患者的亲人所产生的影响。[26]对临终体验的研究尚存不足，可能是科学探讨中遗留的令人困扰的问题之一了。科学研究对任何主观体验都持怀疑态度，不管这些主观体验来自患者还是看护者。

在布法罗临终关怀中心最近进行的一项关于丧亲之痛的研究中，受试者的亲人都体验过临终梦境和幻觉，其中一半以上（约54%）的受试者证实亲人的临终体验影响了他们的整体悲伤体验。[27]一位家庭看护者说："我们从一开始就相信他会去一个更好的地方，我们的爱会一直延续下去。他在幻觉中看到了自己的'坟墓'，他对此很满意——这个幻觉给他带来了安慰。他确实设想了过渡到来世的地方——他处于平和的状态。我没觉得他走了。他只是改变了存在的状态，是的，依然存在——以某种方式存在于某个地方。"其他受试者也讲述了类似的经历，亲人分享的临终梦境和得到的安慰对他们也有积极的影响。"我妈妈的临终梦境是快乐而平和的。她很高兴，很欢迎出现在她梦里的人。我知道她要离开我们，但她是高高兴兴离开的。她的幻觉让她本人和我们大家都感到很欣慰。"亲人的临终体验帮助丧亲者接受了失去亲人的现实，因为"她的坦然接受……让这一切变得容易接受很多"。事实上，无论是从短期的角度还是从长期的角度看，看护者越相信临终梦境和幻觉能带给亲人安慰，他们就越能平静地接受亲人的离去。临终之人的舒缓与安适，总能转化为看护者内心的安慰与平和。丧亲之痛可能是一段曲折的旅程，会伴随着临终过程逐渐显露出来，但其中仍有光明。患者的临终体验有助于其亲爱的家人熬过之后的哀痛，认可并珍视这一点很重要。

对西拉的家人来说，慈爱的爷爷出现在西拉的幻觉中有助于这个家庭接受她的离开，但临终梦境和幻觉所召唤出来的最后向导并不总是更年长或者更博学的亲人。有时候，死亡之旅的向导年纪很小，小到可能只是一个婴儿。生命的财富不在于年龄或经验，而在于给予爱和接受爱。

妻子住进布法罗临终关怀中心后，81岁的罗伯特跟我说过好几回，他希望自己先去世，因为夫妻两人已经相伴60年了，他无法接受芭芭拉的离开。内疚、失落、绝望、信仰，各种矛盾的情绪把罗伯特压垮了。他在芭芭拉面前表现出一副勇敢的样子，但一离开她的床边他就崩溃了。然而有一天，芭芭拉看到了他们几十年前失去的那个男婴。她在短暂而清醒的梦中伸手去触摸自己的儿子，脸上洋溢着幸福的微笑。前文中提到的玛丽也曾经用相似的姿势吓了我一跳。这是一个纯粹的完整而优雅的时刻，罗伯特一下就意识到芭芭拉的梦意味着什么。这一幕成为他整个哀痛过程的真正拐点。看到妻子做了这样的梦，罗伯特在不可挽回的丧亲之痛中获得了一种坚强而笃定的感觉。事实上，这夫妻二人在这个梦境出现之后都发生了转变，他们变得更加平静，变得享受属于他们二人的余下时光。很明显，芭芭拉在即将离世时重新获得了爱，看到妻子获得了安慰，罗伯特的内心也获得了平静。

　　丧亲者经常备受一个简单问题的困扰：即将故去的亲人会好起来吗？另一位临终患者乔伊丝的梦境使她得以重温童年时给她带来最大支撑的爱——父亲的爱。她的丈夫保罗为此也备感欣慰。随后，他意识到妻子终于平静下来了，他可以放手让她去了。

　　几年以后，轮到保罗成为我们的家庭临终关怀计划的患者，妻子的临终体验对他而言后效犹在，帮助他安然走向了自己的死亡，甚至在产生幻觉看到已故的妻子之前，他就已经很平静了。保罗的临终梦境中最常出现的人还是乔伊丝，她穿着自己最喜欢的蓝色裙子，向他招手。保罗告诉我，乔伊丝对着他"恰似佳人轻挥玉臂"，让他知道自己很好，他也会很好。

　　保罗很喜欢分享他的临终体验。他的女儿戴安娜是一名护士，每次听到父亲谈论自己的临终梦境，她都感到很高兴。戴安娜和我们说："这样做对他大有益处。他选择记住自己做过的积极的梦，所以我们都很喜欢听父亲讲自己的梦。我总是能从父亲那里获得启发。如果父亲从那些梦中得到安慰，那也满足了我一直以来的愿望。父亲在世的最后几天时光是他身为人父送给我们的最后一份礼物。考虑到父亲之前的病情，他中风之后大家立即赶往医院，四天半之后他就去世了。母亲去世的时候，我的两个兄弟没赶到，所以这一次我们七兄妹聚齐很重要。我们在儿时的家里待了4天，一起照料父亲，进进出出地忙活着，为彼此做几顿饭，悉心照顾父亲，陪他出门转转，牧师、家人、朋友和邻居来来往往，好不热闹。我们知道大家以后还会聚在一起，只是父亲可能无法再跟我们一起了，但他会再一次把我们大家聚在一起，这就是我们得到的最棒的礼物。我们会带着这份礼物走下去，这也是父亲临终前送给我们的一份厚礼。彼时父亲已说不出话来，但他还能微笑，而且眼睛里有光亮。他一直和我们在一起，直到去世前的最后几小时。"

家人最大的担忧往往反映出临终患者最大的担忧。临终患者也想知道他们所爱的人是否平静。当他们不能说话，闭上双眼的时候，他们的思想和心灵将会漂向何处？保罗的临终体验有助于回答这个问题，也为更多问题提供了答案。临终梦境让他重返爱的世界。

临终梦境和幻觉帮助家人逐渐接受患者的离世——这是熬过哀痛的关键。临终体验有助于填补空虚、怀疑或恐惧所造成的空白。临终体验使患者着迷，给他们带来安慰，它将孤独的死亡过程转变为一种积极的联系。这对家人和临终患者来说同样重要。

有时候，患者的临终体验所带来的抚慰作用会令其家人在此后数年时光里温暖受益。还记得前文提到的那个一辈子都没戒掉毒瘾的德韦恩吧，他曾与女儿布里塔妮非常疏远，但在鬼门关前，他经历了一场转变，这种转变延续到了女儿的生命中。正是他们在病榻前的重逢，以及他们的爱带来的宽恕，帮助布里塔妮坚定了扭转人生的决心。

德韦恩终生的毒瘾给布里塔妮造成了巨大的创伤，但她最终选择了与父亲和解。对布里塔妮来说，父亲的毒瘾导致她在成长的过程中缺失父爱，落得个被人收养、连续数年遭受虐待的惨境；父亲的毒瘾导致她在 14 岁时就离家出走，还在少管所待了 3 年；父亲的毒瘾也导致布里塔妮将毒品作为唯一的慰藉，因为父亲只知道这些，也只教会她这些。德韦恩认为自己不应该得到宽恕，布里塔妮也认为自己不一定有能力宽恕父亲。但在父女重逢之前，德韦恩已经出现过临终梦境，梦境改变了他。德韦恩急切地想赎罪，真诚地渴望与女儿和解。对布里塔妮来说，父亲的临终体验让一切都不同了。

布里塔妮选择记住那个经历了最痛苦的临终梦境的父亲，而不是那个抛弃了自己的父亲："除了年纪较小的两个妹妹，我其他的姐妹都有不同的养父，但我们仍然称德韦恩为父亲。他是我们所有人的父亲。尽管他此生灾祸不断，可我一点也不后悔他是自己的父亲。如果你问我，我会说，永不后悔。因为他不是坏人，所以我不会后悔。我对他没有什么坏话要说。"对布里塔妮来说，德韦恩现在唯一重要的身份就是父亲，那个告诉她要如何爱自己的父亲，他说："你是我的宝贝女儿。不要在街上游荡，街上什么也没有。你要永远做一个尊重自己的女孩子，永远爱你的家人，永远不要把任何事情放在你所爱的、可以从中受益的事情之前。"

德韦恩觉得是预示死亡的梦境为他带来了临终时的转变，随之又对女儿产生了影响，布里塔妮也这样认为："我认为他做这些梦是一个征兆。（没有梦境）他只会担忧自己的健康状况，而不会去考虑他曾经伤害过的人。也许，他需要那些梦。"

德韦恩的临终体验确实产生了涟漪效应，其影响在他去世后持续了很长一段时间。尽管已经到了生命的最后时刻，但德韦恩还是改变了自己的人生轨迹。为了纪念这样一位父亲，布里塔妮也开始向他学习。

在德韦恩去世两年后，我们再次联系上了布里塔妮，打算为一部关于临终梦境的纪录片采访她。布里塔妮现在 27 岁，性格还是和德韦恩一样轻松活泼、充满魅力，看得出她很快乐。现在，她有一份稳定的工作，有知心的朋友，还有目标感。布里塔妮是一个非常外向的人，很快便主导了这次采访，说起来滔滔不绝，回忆起已故的父亲时她热泪盈眶，在场的人都深受感动。布里塔妮很感激我们，"（感谢你们）在对我父亲了解有限的时候，愿意抽出时间来了解他真正是一个什么样的人"。除了她的祖母和兄弟姐妹，再没有人提起德韦恩，所以当她看到我们如此专注于探寻她父亲的记忆时，她感动得流下了眼泪。"大多数人都不在乎他，"她补充道，"他们所说的不过是自己的所见所闻罢了。我不在乎别人怎么说我父亲，我绝不从别人口中了解关于他的事。我不在乎他做了什么。"但她其实很在乎。布里塔妮在乎的是，她曾经称之为父亲的那个罪犯终于变成了一个配得上这个称呼的人！

临终前的德韦恩身体虚弱，奄奄一息，好像没有切实的证据表明他已"洗心革面"，但布里塔妮知道父亲已经发生了深刻而不可逆转的变化。这反过来又让她明白，父亲会在平静中去世。布里塔妮为父亲感到无比骄傲，当我们提出要在书中和纪录片里隐去德韦恩的真名时，她对这个提议颇不以为然。"我们没有骗人。"她昂着头回答。我解释说，这是正当的做法，可以保护她的身份，与羞耻或虚伪无关，但布里塔妮坚持用父亲的真名。"就是德韦恩·厄尔·约翰逊。德韦恩，厄尔，约翰逊。"她一字一顿地重复着父亲的名字，声音温和而庄重。我本以为她会指给我们看她身上的"Dad"（父亲）文身，还文有德韦恩的出生日期和去世日期，前臂上还文着"愿安息"，但她从未向我们展示过。布里塔妮不需要向别人展示她对父亲的爱，那只是她生命的一部分，无须示人。

临终梦境和幻觉可能仅限于内在体验，没有可见的实质性效果，虽然看不到，但其影响同样强大。有时，临终体验甚至会跨越几代人，使未解决的精神和情感需求得到满足，将父母和孩子联系在一起，恢复曾经被遗弃的纽带。有时，临终体验甚至会取代（而不单单是影响）丧亲者的现实生活，这种情况经常发生在老年夫妇身上。在相伴了一生之后，他们不能也不会离开另一半去生活。相反，他们会通过临终体验来维系两人之间牢不可破的纽带。他们将注意力转移到内心世界，继续与逝去的伴侣共存，并能再次感受到完整。这时，爱人的离去没有改变过去和将来，只是连成一条不同的、在某种程度上更深不可见的纽带。

莉萨是桑尼和琼的女儿，也是他们的看护者，直到父母双双去世，莉萨才意识到母亲的临终体验具有巨大的影响。

失去桑尼之后，不论是在临终梦境和幻觉中，还是在清醒的时候，琼都能看到活生生的丈夫，结果就是直到琼也去世后，女儿莉萨才觉得自己真正失去了双亲。琼的临终体验使桑尼不仅作为丈夫而且作为父亲重新出现了，陪伴着悲痛的女儿。当琼和桑尼在另一个世界重逢的时候，莉萨知道即使是死亡也不能阻隔父母之间非凡的爱情，这帮助她接受了失去双亲的悲伤和难过。莉萨认识到父母之间的纽带并没有中断，这个认识帮助她化解了失去父母的悲痛，这在很大程度上要归功于母亲的临终体验。

悲伤的感觉与爱的感觉类似：它们没有时空的界限，会蔓延到生活的各个领域，有些领域甚至连我们自己都不知道。无论是亲人尚在还是失去他们之后，这两种感觉不仅关乎失去所爱的人，而且关乎自我。因此，我们要重视患者家人经历的哀痛过程，认识到临终患者的临终体验能够帮助家人度过最煎熬的阶段。

对于失去年幼孩子的父母来说，临终梦境和幻觉在化解悲伤方面的效果尤为明显。杰茜卡和金妮从没一个人出过远门，最终却独自踏上死亡之旅。一想到这里，她们的母亲克莉丝汀和米歇尔就难过不已。这两位母亲为她们的女儿奉献了一切，她们是勇士般的母亲，现在要面对一个难以承受的现实，那就是她们再没什么可做的了。

看着即将离世的孩子从对未知充满恐惧到接受死亡，父母的脸上露出的慰藉之情无以言表。对米歇尔来说，金妮的最后一个梦境让她意识到，即使女儿生命的终点在临近，那也是一个平和的终点。的确，金妮在临终前梦见上帝之后，不再每隔15分钟唤一次妈妈，而是开始醋睡。也正是那场梦境过后，米歇尔开始感到莫名的平静和安稳，这让她终于有勇气询问女儿葬礼的安排事宜，以确保女儿能得到应有的尊重。

许多丧亲者通过对上帝、天使、来生和天堂的信仰去理解患者的临终梦境和幻觉。米歇尔是一个坚定的不可知论者，但在女儿最后一次与上帝对话之后，她也开始依靠宗教信仰来理解这一切了。米歇尔对自己的信仰产生了怀疑，或者说开始怀疑自己缺乏信仰了，她微笑着向现实妥协。"谁知道呢？"这话和她女儿金妮解释自己临终体验时说的话一模一样。"也许真的有座城堡吧。我也不知道自己该相信什么了。"米歇尔和许多人一样，尽管自己缺乏明确的宗教信仰，却还是向宗教求解。也有人向超自然现象寻求答案，只是为了寻求一个"超凡脱俗"的解释。每个家庭选择如何去理解所爱之人的临终梦境和幻觉都无关紧要，不论我们用什么框架去解释，关键之处都在于目睹这些临终体验如何帮助丧亲者熬过失去所爱的痛苦，并接受天人相隔的现实。

在患者的临终过程和家人的悲伤过程中，有一点是不变的——渴望连接。临终体验的治愈特性是怎样从患者那里延伸到家人身上的，这谁也说不明白。对于看护者和临终患者来说，有重逢的可能性使他们能够适应没有亲人的生活，同时还能与亲人保持一种延续不断的联系。不论能否衡量，临终体验对两者的影响都十分强大，这一点毋庸置疑。

现在，克莉丝汀和米歇尔两人对孩子离世的事实均能泰然处之，她们不觉得因孩子去世而造成了某种分离。时至今日，她们仍然每天和别人谈起女儿，还和女儿"说话"。每逢假期，克莉丝汀和米歇尔还会为自己的小女儿装饰房子，年年如此，因为"金妮想这么做"，因为"如果我漏掉一年，杰茜卡会不开心的"。

女儿去世3年后，克莉丝汀每次指着女儿当日松散地系在猫项圈上的饰品时，仍会露出微笑，那是她们最后一次一起过圣诞夜时的杰作。这件搞怪的纪念品象征着她与已故的女儿之间那种连死亡也割不断的联系，这种联系给了她力量去接受女儿的离开。和米歇尔一样，克莉丝汀也通过女儿的最后一次临终体验找到了自己所需要的慰藉。尤其是杰茜卡看到了她们死去的朋友玛丽（她称玛丽为"天使"），这让克莉丝汀备感安慰。她相信小女儿走向死亡时内心是平和的，这也减轻了死亡给女儿在身体和情感上造成的双重伤害。

和克莉丝汀一样，米歇尔仍在努力弥合丧女之痛。女儿丰富的内心世界及其临终体验非凡的安抚作用让米歇尔惊叹，也感到安心。"她总是教给我一些东西。"米歇尔在金妮去世两天后说道。那些照片、纪念品、动物玩具总让她回忆起女儿在世的情景，一直给她带来感动。当一道彩虹出现时，米歇尔看着彩虹会露出微笑。她能从云朵、石头，甚至水滴里看出心的形状。偶尔看到一只臭鼬，米歇尔又会联想起金妮吃的药的味道，顿感忧伤。偶然听到有人喊和女儿重名的服务员的名字——"金妮！"——米歇尔心里也会一惊。

金妮的房间一直保持原来的样子，米歇尔经常待在女儿的房间里寻求安慰；家里汽车的保险杠上都贴着金妮的全名：弗吉尼娅·罗丝·金妮，以及她的生日和去日。无论米歇尔走到哪里，都怀着痛失爱女的悲伤，这主要是因为她不必压抑或转移这种悲伤。米歇尔没有掩盖悲伤带给自己的困扰。丧女之痛已经成了米歇尔稳定而温和的同伴，这是金妮的临终体验治愈特性的延伸。米歇尔知道女儿最终得到了抚慰和安宁，这样她才能面对不可想象的事情，而且随着时间的推移，女儿平静的临终过程也会帮助她将震惊转换为悲伤，将创伤化为悲痛。

在这场巨大的悲剧里，米歇尔在一些小事中、在散落的记忆中、在她与女儿牢不可破的纽带中，找到了慰藉和意义，那就是爱。爱让米歇尔怀有希望，超越了时不时向她袭来的绝望。同样的爱也渗透在金妮的临终体验中，这种临终体验的连锁影响会一直支撑着这位心碎的母亲，直到她找到通往金妮的那座城堡的路。

和大多数重要的情绪一样，悲伤对我们而言不只需要克服，它不局限于某个阶段，也没有既定的处理顺序。悲伤需要我们去熬过、经历和应对，有时是分阶段的，有时是突然爆发的，有时是长期的起起落落，有时我们在绝望中经历悲伤，但有时也在平和中体味悲伤。

我们共同生活在这世界上，有着同样的历史渊源，所以临终体验会展现人类共同的现实，这一点不足为奇。生命的终结让我们看见一道光，这道光意味着内省和反思，在黑暗中继续闪耀，即使悲伤成河，蔓延终生，它也仍旧闪耀着光辉。临终体验是一束光，辐射得很远很广，若任何语言都无法尽述个中奥秘，那就用心去感受吧。

第十章

解梦之外

生命不是一道要解的难题，而是一段等待体验的经历。

——20 世纪著名基督教神秘论者　托马斯·默顿

　　73 岁的杰拉尔丁是一名退休狱警，患有晚期肺病。我们第一次见面的时候，杰拉尔丁自称"前摩托车女郎"。她对揭示自己临终梦境的内涵不感兴趣，即使是像我这样怀有一番好意的访客去鼓励她也没有什么作用。杰拉尔丁并没有停下来思考她这辈子还有什么"本可以"或"本应该"做却没有做的事，而是以一种置身事外的旁观者视角，以一种寻开心的超然态度，去描述自己的临终梦境和幻觉。直到杰拉尔丁告诉我她的人生遭遇时，我才明白个中缘由。往昔既已扛过万钧雷霆，余生必然尽是波澜不惊。

　　杰拉尔丁透露了自己以前受苦受难的种种骇人细节——童年遭性虐待、常年无人照料、被遗弃，以及在多段失败的婚姻中遭受家庭暴力，后来她不得已抛下了孩子，看到有的孩子被虐待，有的孩子与她极为疏远。这些事任谁听了都会胆寒，但杰拉尔丁咯咯笑个不停。她把自己这一生的悲惨遭遇说成了娱乐插曲，变作可以与人分享的故事，对其一笑置之，而没有说成一段自己需要死磕硬扛的艰难历程。

过往的创伤已经留下了伤疤，但杰拉尔丁也进行了反击，把它们变成了预料之中、滑稽可笑，甚至是平庸乏味的东西。或许对创伤淡然处之是她所知道的能让自己远离痛苦的唯一方法，又或许是因为她根本没有能力处理创伤。不管怎样，杰拉尔丁总归是活了下来。有些问题她问不起，有些答案她不想听。终其一生，杰拉尔丁的情感创伤都无人过问，此生的意义也最好别去探索了。到了临终时刻，她更需要感受爱，而不是回忆过去的点点滴滴。

在漫长的一生中，杰拉尔丁其实得到过笃定、确切的爱——无条件的、善意的、难以忘怀的爱——这份爱来自她的母亲。于是，临终梦境引她去寻此生唯一一份纯粹的爱，让她见到了那个"唯一关心我"的人，那个"会在我咽气后来接我"的人。

心理学家凯利·巴克里及牧师派翠西亚·巴克里在其合著的《遇见天使之前：梦境与死亡的对谈》①一书中，联袂为读者专业解读临终梦境。但他们也提到，患者不一定非要解读他们的临终梦境。有时，最好的方法是留下来陪在患者身旁，让他们做自己的事情。[28] 对杰拉尔丁来说，正是如此。作为临终患者的看护人，我们知道能为患者提供的最佳帮助有时不是事事干涉、面面俱到，而是仅仅陪在一旁。我们也知道，要证实他们的梦境并不代表必须解读他们的梦境。走到生命的终点，杰拉尔丁已经不需要他人去干涉或

① 此中文译名为台湾高宝书版集团于 2006 年推出的中译本译名。——译者注

解读她的梦，也不需要有人给她经历过的沧桑强加意义。她需要用一种真实且不受影响的方式记住自己唯一能重温的爱。每当杰拉尔丁梦到母亲时，她总会备受鼓舞、倍觉抚慰，甚至备感快乐，这才是最重要的。

文学作品中对临终体验的讨论，通常是从精神分析（弗洛伊德）或分析心理学（荣格）的角度进行梦境解析。这样一来，讨论者很少将临终梦境与日常梦境进行区分，还会将临终梦境解释为潜在焦虑和欲望的投射或应对机制。他们将临终梦境视为临终患者内心中一个驱之不散的谜团，解开谜团的关键就在于解读梦境。这种方法把临终梦境当作问题的源头，需要对其进行解读才能寻得答案。

但事实并非如此，患者的临终体验回答的问题其实无须再问。临终体验代表了一个顶点，而非出口。这些临终体验通常是一幅幅蓝图，引导患者平静地回顾一生，看见过去的各种片段，当然其中的内容是经过精心修正和重新编排的。患者在临终梦境中的一生充满浓浓的爱意，即将到来的死亡只不过是种自然而然的结局。这些体验与其说与思考紧密相关，不如说与记忆、感觉、感知、呼吸和微笑的关联性更强。临终体验关乎交流与连接，通过梦境呈现出来，这种梦境最准确的说法即"超验之境"。事实上，"超然存在"包含超越之意，临终梦境与这层含义相符。临终梦境发生在另一种境界里。不论是什么决定了我们平凡往复且终有尽头的生活体验与梦境体验，临终梦境发生的情境都与其毫无交集。之所以把临终梦境称为"梦境"，是因为我们没有更贴切的表述来描述患者在临终之际的种种行为。其实与临终患者打交道的时间越长，我就越不愿意把临终梦境归为"梦境"。"临终体验"是对患者的离世过程更加准确的表述，这个过程不应与人在健康状态下经历的梦境相混淆——就此而言，对两种梦境的解读也不应混为一谈。

其实，我很少遇见需要解读临终梦境的患者。生命的终结阶段没有为治疗性干预或梦境解读预留时间。生命旅程已经结束，人生舞台已经落幕。值得一问的是，对临终梦境的分析是否可以只满足临床医生的需要，而不顾患者的需求？

对于约翰·斯廷森这样的退伍军人来说，长达 67 年的内省没有做到的事，临终梦境却在一夜之间就做到了。做梦之人和临终梦境之间的任何明显距离在面对死神时都会消失。患者清楚明确地告诉我们的是，他们的临终梦境与之前做过的任何梦都不同。他们变得更感性了，有了深切的感受，越发有活力了。患者觉得临终梦境"比现实还要真实"。当杰拉尔丁像我描述母亲从病床上方向她伸出双臂的情景时，她说得更像一次真实发生过的而非想象之中的体验。

即便有些患者真心想寻求对临终梦境的解析，但其中的细节解读并非重点。重点依然是患者的所见所感，以及临终梦境是如何奇迹般地将他们带到一个充满爱与抚慰的地方。那些重新建立的联系和得到满足的独特需求，比梦境内容重要得多。这一点或许正是日常梦境和临终梦境之间最重要的区别。这一区别也表明精神分析模型在探究临终体验的影响方面存在局限性。

由于临终梦境是有违常规的，因此不适合用日常梦境那一套解析方法去解读。临终梦境的象征意义没那么重，也没那么抽象，背后或潜在的含义也更少。做梦者和梦中出现的人很少说话，但作为做梦者的患者本人有深切的感受，内心也会明白许多。话语变得无足轻重，任何形式的语言通常都可有可无，因为更重大的意义是凭直觉去感知的。在帕特里西娅的临终梦境中，9岁的她和临终的母亲一起待在冷冰冰的病房里，这是她最后一次见到母亲。她与母亲都感受到了一种深刻的意义，然而负载着这种意义的并不是小帕特里西娅说出的那三个字（"挺好的"）。再者，正如杰茜卡提醒我的那样，即使她的爱犬"影子"并不会说话——"这不是废话吗？克尔医生！"——甚至叫都不想叫一声，但这也没有妨碍它履行职责，它始终都是杰茜卡信赖的向导。

但这并不是说，临终患者只有凭直觉感知意义这一种途径去获得安慰。就像罗丝玛丽，她非但没有回避问题，甚至努力去挖掘答案。杰拉尔丁竭力逃避解读临终梦境，可罗丝玛丽却心心念念想要解析临终梦境。在她看来，临终梦境需要做梦者的拆解、分析、解释和理解。罗丝玛丽满怀期待地回到床上，焦急地等待夜晚的来临，想在梦中揭开更多关于生命终点的真相。

70岁的罗丝玛丽是布法罗人，年轻时嫁给了高中恋人，一辈子都在这片社区生活和教书。当我们带着研究项目与她接触时，她很高兴能够参与该项目，能够代表临终患者展示他们在死亡过程中的智慧。罗丝玛丽凭借职业生涯磨炼出的技能——写作，来揭示死亡的过程。随着死亡的临近，她开始分析自己的临终体验，孜孜不倦地在日记中记录下各种临终梦境和个人思考，写了一本又一本。罗丝玛丽一生都十分渴求知识，直到生命的最后一刻仍然保持着满满的求知欲。从这位老师的文字中我们可以清楚地看出，她一直想探求临终梦境背后的深层含义，也想为我们这些研究人员解释这些含义。例如，当罗丝玛丽梦到自己站在一群人之外时，她哭着解释说："我不确定那个情景到底是什么意思。我觉得可能只是意味着我快离开这个世界了，而其他人还会留在这儿。"说起梦到独自一人在殡仪馆时，她顿了顿，说："我不知道自己为什么会在那儿，也不知道自己要去见谁。"罗丝玛丽动情地描述着自己是如何走进殡仪馆的大厅，里面摆满了巨大而美丽的花朵，颜色"非常非常艳丽"，那让她联想到女儿贝丝亲手缝制并染成的华丽多彩的丝巾。

罗丝玛丽感觉自己的临终梦境实在是太真实了，给她带来了"许多欢乐和幸福，之所以这样，是因为有些梦境与我女儿息息相关"。她说临终梦境使她不再害怕。这些梦境产生了意义，增强了她的价值感，同时还帮助她实现了从恐惧死亡到接纳死亡、从接纳到爱与宽慰的转变。罗丝玛丽去世后，我们发现她已经将自己的日记本赠予我们研究团队的一员，这一举动着实令人感动。

罗丝玛丽和杰拉尔丁两人离世的方式，与她们的处世方式如出一辙。因此，她们体验与解读临终梦境和幻觉的方式截然相反也便不足为奇了。我们经常说死亡面前人人平等，却错把平等当成相同。其实，正是因为人与人之间存在不同，平等才显得重要。即便是对"患者"这一群体的归类，也是假定这些人具备相似性，但事实上所有患者唯一的共同点就是他们都生病了。死亡不只是疾病的终点，还是一种无可复制的生命终结过程。罗丝玛丽努力通过临终梦境与内在的真实自我重新建立联系，然而杰拉尔丁只想逃避。前者带着分析的目的参与临终体验，后者只是凭直觉去感知，不过多地思考。不过，两位女士都重新认识了曾经失去的东西。她们都经历了相似的精神转变，这种精神转变的结果是不变的。不管是母亲梦见女儿，还是女儿梦见母亲，对两位女士来说，临终梦境的主题都是爱。两个人都清楚自己应该坚持什么才能正确地看待死亡，（或者用罗丝玛丽的话来说）才能"从容面对"自己的生活。

不论患者如何解读（或者说即便他们根本就不解读）临终梦境和幻觉，这些体验都会为他们提供一条走向平和心境的路径。重要的是，这些临终梦境和幻觉是用来体验的，而不是用来检验什么的。这样的体验展现出人类精神在临终过程中自带韧性和个性，使每个人的辞世过程都与众不同。罗丝玛丽和杰拉尔丁两位母亲都各自经历了充满挣扎的一生，尽管她们二人迥然不同，但在面对逆境时都能保持头脑冷静，展现出非凡的力量。而且，两人都没有囿于专业知识、分析能力、验证方式，有时还有理解程度的差异，分别与我们分享了她们的人生故事。

美国社会和文化评论家苏珊·桑塔格在 1966 年写的文章《反对阐释》（*Against Interpretation*）中，就另一个调动人类想象力和改造力的领域——艺术领域——提出了同样的观点。[29]众所周知，在欣赏艺术作品时，她反对把有关智力的抽象阐释看得比艺术的精神力量还重，用她的话说，这是"智力对艺术的报复"。当然，鉴于没有一个观察者能足够公正地看待临终体验，在这一点上，死亡和艺术是相似的。只有真正经历过死亡的人才拥有展示死亡过程的特权。因此，我们不能通过批判性的视角和判断来理解临终梦境和幻觉，更不用说我们还缺乏面对死亡的主观视角（即患者的视角）。我们解读临终体验是为了理解其影响和作用，而非其运作方式。就像我们看待艺术品一样。

虽然做梦通常意味着我们会在睡眠状态中迷失，但临终体验似乎总会将我们带入一种全新的、通常是清醒的现实状态。13 世纪的波斯神秘主义诗人鲁米在一首诗中对临终梦境做了最清晰的阐释："即使我们看起来在睡着，内心的某处却是清醒的，这一份清醒指引着梦的走向，最后再让我们从睡梦中惊醒，找回真实的自己。"[30]这首诗为《必须解读的梦》(*The Dream That Must Be Interpreted*)，此处引用似乎有些讽刺，因为我始终认为临终梦境的重要性不需要通过解读来凸显，这与鲁米的观点恰好相反，但不得不说这首诗的确以优美的文字诠释了"死去与活着融为一体"的时刻。此刻，我们的梦境会变为现实，临终体验似乎比周围的现实世界更加真实。

有些患者将自己紧紧包裹在自我之中，极少说话；有些患者则始终保持着活跃的思维，渴望与人交往，直到生命的最后一刻都在积极地表达自己，即便所患的疾病已发展到令他们生不如死的程度，依然如此。但大多数患者明显是从具有疗愈意义的临终梦境和幻觉中受益的。因此，重要的是从医学上认可临终梦境，而不是追溯其本体论起源（如弗洛伊德或荣格所说的潜意识或神性世界的显现等）。对于患者、家人和卫生保健专业人员来说，此类临终现象的治疗价值、存在价值以及体验价值总是排在第一位的。

在我看来，临终体验展现的往往是患者生前而不是死后发生的事。至于这种体验在患者身故后产生的种种影响，我愿意留与他人去探讨。我更想去探讨那些患者去世之前所经历的精神转变及精神超越所具有的强大作用，进而表明这种转变及超越会造成护理方式上的巨大差异。我希望展示临终体验的重要临床意义，说明我们为何需要考虑其重要性，以便各位更好地理解死亡这个主题。

也就是说，重要的是承认死亡过程的确给患者带来了一种精神上和情感上的慰藉。这种慰藉或许植根于患者具体、鲜活的生活经历，但必然需要通过一种超验的形式来达成。在患者濒死之际，体验和精神、身体和心灵、现在和过去，以及有意识和无意识冲动之间的界限似乎消失了，有一种超然的感觉，使患者置身于一种幸福、舒适且宁静的环境中。

人生在世，难免被人伤害或伤害别人，不过临终体验似乎可以通过选择谅解、唤醒爱心以及与那些失去的人重逢等种种方式，让我们变得再次完整起来。旧伤会随着时间和距离的消逝而逐渐愈合，生命的跨度也会缩小到仅容得下最重要的东西。生命走到尽头之际，似乎产生了一种终极的正义，把那些曾经给我们带来伤害的人排除在心外，只留那些始终鼓励和爱护我们的人在心里。也许恢复和回归一生中最美好的时光，才能说生命是圆满的吧。由此看来，临终体验的取舍也是可以理解的。

从前，我一直努力想成为医术高明的医生，同时也能尊重患者在临终体验时的精神特质；现在我知道，要成为医术精湛的医生，就要在患者临终之际，认可、促进并证实他们所经历的临终体验里最深层的精神特质。死亡不仅仅是一种生理现象。带着尊严死去，与带着尊严活着一样，与其说是一种具有生物医学意义的过程，不如说是一种精神转变的过程。这样的观察评论并无新意。德国诗人赖内·马利亚·里尔克准确地捕捉到每一个个体在生命最后时刻表达自我价值的重要性，他说："我不想要医生判定的死亡。我只想要属于我的自由。"一场"好"的死亡从来都关乎按自己的方式死去，与医疗干预的技术无关。

到了死亡时刻，人们能摆脱对过往的恐惧，通过自己的方式重新找回自我。他们找回的是因多年累积的压力、小灾小难、未竟的愿望以及负面情绪而失去的完整自我，这也是在生命结束之际展现出来的最强大的自我。一直以来，临终患者都在因先一步离世的亲友而哀痛，但从未忘记他们，而死亡解决了这一深层问题，帮助临终患者与那些自己曾经爱过却失去了的人重建联系，使他们重新体验到了亲友之间无条件的爱与熟悉的关系。临终之人的各种需求无法在外部真实世界得到满足，所以临终体验替代了外部世界，满足了他们的需求。

西方文化中对将死之人的临终话语的痴迷或许正是出于这些需求，但现实中的死亡过程却并非如此。著名的临终遗言、文学作品中的遗言、虚构的遗言……都通过大众化的表达方式来展现一种直觉——意识到人在生命即将结束的时刻会说出重要的事情，甚至可能正在经历着这些事情，但如果不用夸张的手法，似乎就无法表达出来。这些作品让我们误认为，只有酸楚的、令人难忘的遗言才重要，必须总结出生命的最高意义或透露出这个人对生命意义最透彻的看法才好。

但是，其实没有必要把生命旅程的最后阶段搞得如此煽情。临终体验几乎不具备深刻的哲学性，甚至是宗教性，它不会涉及存在主义问题，也不会讲出热情澎湃的宣言，更没有因信仰而发的顿悟、清算或妙语。临终体验通常只是简单地展现包含日常活动、家庭生活、爱意，甚至包括宠物的梦境和幻觉。

通常正是通过这些重建的关系，临终患者才重新振作起来，重新感受人生的完满。正是这人世间的最后一段旅程使我们拥有了全新的自我意识。在临终梦境中，患者通常会变回年轻健康、活力十足的模样，但出人意料的是，此时的他们比任何时候都接近最真实的自己。神学家兼心理治疗师莫妮卡·伦兹把这种重新建立联系的精神体验称为自我与他人之间"松散的电连接"。[31] 她解释说，这是人类在死亡时会出现的一种现象，它会同时在身体和思想、有意识和无意识之间开放的边界区域或"阈限空间"中产生。一个又一个患者在描述临终梦境和幻觉带来的影响时，证明了在生命终结的时刻，人会与被压抑的自我（或与他人）联系或重新建立联系。

这种生者之间以及跨越生死重建联系的感觉，使玛丽情不自禁地在病床上抱着她胎死腹中的孩子，轻轻摇晃；促使西拉的母亲爬上女儿的床，最后一次拥抱她；也是这种感觉帮助16岁的桑德拉平静地接受了自己即将死去的事实，尽管她悲伤的父母并不希望女儿知道真相。桑德拉从自己的宗教信仰出发去理解临终梦境，她梦到自己费力地爬上了一座山，见到了天使，天使给予女孩的拥抱最终帮她摆脱了痛苦。这趟旅程虽然明显象征着死亡，但旅程的结局唤来的是团聚、光明和生命。

这些例子表明在生命终结之时重新定义宗教的重要性，但这并不意味着反对宗教，而是指我们对宗教的教义应有更宽泛的理解。布法罗临终关怀中心的医疗团队成员都知道，与我们的牧师和宗教代表密切合作对患者的健康和幸福来说至关重要。身体与精神是相互影响的，这一点在今天是人人皆知的，但医学对患者身体症状的高度关注却掩盖了这一点，这实在不该。在生命的终点，不论医生是否坚持将患者的身体健康与精神健康分开来看，上述那种观点都是完全站不住脚的。精神和身体相辅相成，尤其是当我们争取让患者轻松地走向他们最终安息的地方时，医生必须同时重视患者在这两方面的状态。

虽然临终过程在精神和身体这两方面是不可分割的，但看似自相矛盾的是，患者鲜少向我们报告临终体验中涉及宗教的部分。虽说本书包含了一些以宗教为主题的临终梦境，但与整体数据相比，与宗教相关的梦境只占其中相当小的一部分。其他研究人员也同样发现，在患者的临终梦境和幻觉中，宗教数据几乎难寻踪迹。然而，尽管这一悖论值得关注，却也算不得什么大问题。毕竟，家庭才是我们的第一座教堂，爱与宽恕就是我们的基本原则，这才是临终梦境和幻觉的真正主题。

马萨诸塞州的一位临终关怀牧师克丽·伊根在文章中举例说明了这一见解。她曾写过一篇短小精悍的文章，题目为"我的信念：人们去世前会说什么"。克丽女士在文中解释道，有些临终患者想聊天时，总会把她叫到病榻旁，他们聊的不是上帝，也不是什么要紧的精神问题，而是他们的家人，以及"他们感受到的爱、他们付出的爱、他们没有得到的爱，或者是他们不知该如何交付的爱、他们拒绝给予他人的爱，或许还有从未对那些本应无条件爱着的人产生过丝毫爱意……人们说起上帝时会找牧师，说起生命的意义时会找牧师，所以说起家人时，自然也会找牧师……我们终其一生都生活在自己的家庭之中：我们出生的家庭、我们创建的家庭、我们与自己选择的志同道合之人共同建立的家庭"。[32]在这个世上，人们的成功通常由他们一路以来牺牲了多少段关系来衡量，而临终患者的梦境帮助我们看到了另一个世界：在这个世界里，我们的目标和真正的成就取决于我们真正拥有的人际关系。

在克丽女士看来，人们在与她交谈时不直接提及上帝，与她作为临终关怀牧师这个角色以及她的宗教信仰并不冲突。因为她看到了不同家庭成员在患者临终之际一直互相传递着爱意，在这份爱意中，克丽感受到了上帝的存在，也体会到了自己所属宗教的教义："如果上帝是爱的化身，而我们相信这是真的，那么我们在学习什么是爱的时候便会了解上帝。家庭，是我们第一次，通常也是最后一次学习爱的地方。"

的确，即使像帕特里西娅这样极力否认宗教的患者，最终也找到了安宁。尽管她"不相信有来世，也不相信山顶之上有任何东西"，但她的临终梦境与其他有宗教信仰的患者的临终梦境一样，令她发生了深刻转变。"尽管这些梦没有改变我的信念，"帕特里西娅说，"却给了我安慰。"在我最后一次去看望她时，帕特里西娅甚至引用了我的话。"你曾经提过一个词，"她告诉我，"现在这个词很适合我。就是'平和'。我现在真的觉得很平和。"平和不正是优雅的另一种表达吗？

无论莫妮卡·伦兹的患者是否有宗教信仰，她的著作都证明了临终梦境最深层的精神特质。不管是穆斯林、犹太教徒、印度教徒、基督徒还是佛教徒，或者是无神论者、不可知论者，人到了生命尽头时，都具备一种相同的能力，使人生达到完整。莫妮卡把这一点描述为一种"超越自我"的人生体验。通过这一概括性描述，莫妮卡想表达的是临终患者本来的自我进入了一种更高的自我境界，不再受限于世俗的规定或者已有的身份。

在病床旁，我一次又一次目睹了患者平静地接受现实并感受到安乐的无声过程，看到患者变得优雅并达到更高的精神境界后，他们摆脱了身体疼痛和精神折磨。如果临终梦境是一种精神上的体验，那么我们就很难看到其具体内容，只能亲身去经历。临终梦境是一种精神上的体验，因为它能改变临终者的看法，还能给他们带去幸福感；临终梦境是一种精神上的体验，因为它能激发彻底的自我更新的过程，带出每个人隐藏在最隐秘的角落里的自我；临终梦境是一种精神上的体验，因为它能将我们从恐惧和痛苦中解救出来，并让我们彼此相连。

人固有一死，但直面死亡或忍受他人对自己疾病的关注，需要巨大的勇气和毅力。那些患者的临终梦境和幻觉就让我们看到了这种巨大的内在力量。临终梦境和幻觉帮助临终之人与他们曾经爱过却又失去的人重聚，是那些人给了他们安全感，也是那些人带给了他们抚慰和平静，让临终之人找回了更加真实的自我意识。不论是在梦中得到引导、受到抚慰、获得谅解，还是仅仅是有人爱着，临终之人的需求最终都得到了满足。许多人会去教堂里寻求这种和解与内在意识，而另外一些人则不需要这样的刻意之举。

死亡来临之时，精神转变与自我开始产生千丝万缕的联系，这种精神转变发生在我们内心的最深处。当我们做好准备迎向死亡时，疾病和失望也会将我们置于一条精神道路，这条路最终会带我们接纳真实的自己。用牧师克丽的话来说，即"我们不必用神学的语言来谈论上帝，站在死神门外的人几乎没有谁会这样做。我们应该向即将离世的人学习。懂得教导孩子认识上帝的最佳方式，就是全心全意地爱着彼此、宽恕彼此——就像我们每个人都渴望得到父母和儿女的爱与宽恕一样"。

后记

如果你热爱医学艺术，

那么你也同样热爱人性。

——西方"医学之父" 希波克拉底

那一天，我终于穿上白大褂走进病房，成为一名新上岗的医生。那一刻成了我一生中极为自豪的时刻之一。我一直非常期待这一天的到来，为此还花掉仅有的一点积蓄买了一套新西装、一条新领带和一双锃亮的皮鞋。彼时的我，科班出身，受过训练，具备资格，准备好了。我带着满满的自豪感和专业精神走进第一位患者的病房，开始介绍自己，底气十足地宣布："我是你的医生。"那位患者抬眼看了我一下，说："是吗？你跟我那该死的赌注登记经纪人还挺像！"

当时那个场景令我恍然懂得，原来患者的视角才是唯一重要的视角，后来我也多次认识到这一点。这也是本书的写作初衷和主题，看似沉默的患者其实可能是唯一值得我们倾听的人。

有人认为患者在生命的最后几周或几天里无法产生任何有价值的东西，这反映出人们对临终体验的整体理解存在局限性。将生命中最美好的时刻"提炼"出来，临终之旅就是这种提炼时刻的顶点。在走向人生终点的路途中，患者或偶然或刻意地重温和改写人生剧本。临近死亡时，重温往事的进程会加快，这种独特优势是此前的人生时光里所没有的。已有的剧本，有些剧情可以采用，有些剧情则需要改写，有时甚至直到我们去世前几天才加以改写。

和我的许多患者一样，我也在试着改写一个过去没有发言权的剧本。12 岁那年，我父亲突然离世，事发突然，我未曾想到，也接受不了，只能用愤怒去面对这场意外。父亲一直是我的榜样，是我追逐的目标、努力的方向，而他却撒手人寰，留我整日魂不守舍。我不觉得悲伤，只感到愤怒。

放到今天，我那些狂暴而幼稚的反应一定会被诊断为对立违抗性障碍，但在 20 世纪 70 年代，我却被简单地贴上了"坏孩子"的标签。我上到七年级时被一所学校开除，在另一所学校上到八年级时又被劝退。我变得很难管教，母亲只好把我送到军事化寄宿学校。在很多方面看来，那里就是小混混的乐园：想想穿制服的"蝇王"是什么模样，我就是那样，活脱脱一个混世魔王。但军事化寄宿学校不能代替家人和家。我在那儿待了 5 年，每年夏天都待在农场干苦力。不过，失去父亲之后，所有的惩罚对我来说都算不上苦。我失去的是人生的课程。

令人大跌眼镜的是，我居然考上了医学院。在布法罗临终关怀中心开始工作后，我的从医之路发生了更加令人不解的转变。在这里，我面对的是自己从小就想忘记的事情：我看到临终患者张开双臂想摸到他们的父母和孩子，呼喊着他们的名字。其实很多临终患者已经几十年没有见过、触摸过或听说过这些家人了。我绕了整整一圈又回到起点，但这次我不能转身离开，因为这不是我自己的事。

随着时间的推移，正是上述那些临终患者帮助我改写了父亲故事的结局。过去，我只在父亲去世这件事中体会到悲伤和失去，是那些临终患者帮助我认识到其中一些更强大、更积极的东西。

尽管如此，如今我就这个话题进行演讲的时候，还是会反复卡在一个点上，说不出话来。总会有观众问我"那么你认为这一切意味着什么"，这个问题每次都会把我问住。我可以一连几天谈论临终患者的视角，但我说不出自己的想法。我可以证明临终体验如何影响临终过程，如何产生作用，以及这些体验又是怎样影响我作为医生的工作方式的，但当观众问及临终体验在生命这个宏大的蓝图中对我意味着什么时，我会变得不知所措，甚至想要避而不答。在演讲中，有时我会草草地说一句"谢谢大家，再见"，趁大家还没问出这个不可避免的问题时赶紧离场。

我特别清楚地记得有一天，一位年长的、脾气暴躁的先生在会场前拦住了我，使我逃无可逃。他用一个更戏剧化的说法问出了那个可怕的问题："都快死了，怎么还这么不得安生？"我顿了顿，终于坦白自己没有能力回答这个问题。

事实上，这个问题不是我能够解答的，不论是过去还是现在，我都解答不了。很多人希望我谈论的是来世或者上帝的宏大计划，但我不能凭空猜测。我仅仅是对患者的临终体验有所了解，但还远远没有资格去评论人死后会发生什么。事实上，我写这本书正是因为除了临终过程与这些生死问题的关系，我还有其他关于临终过程的话要说。

临终患者的话语和体验非常重要，我的话语和解释从来不是要弱化他们。如果说二者之间有什么关系的话，那就是他们的体验和话语给了我灵感，丰富了我的体验。

所以，对于前面那位粗鲁的先生，我在这里有一个尚不全面的答案来回答"都快死了，怎么还这么不得安生"这个问题。死亡的过程不仅仅是我们观察或体验到的痛苦。生命的终结显然是场悲剧，但在其中有一些看不见的过程仍充满意义。临终过程是一段过渡期，它使患者的视角和感知发生了转变。如果那些临终之人难以用话语来表达他们的内心体验，那并不是因为语言无用，而是因为语言不足以表达他们内心满满的敬畏感和惊奇感。临终患者体验到一种日益紧密的联系感和归属感。他们开始用自在的灵魂去观察，而不是用眼睛去观察。

对我来说，临终体验意味着生活中最美好的部分永远不会真正消失。当老年患者重新见到儿时失去的父母，当士兵讲起自己难以忘怀的战斗，当孩子谈到死去的动物回来安慰他们，当母亲怀抱着失去已久的孩子时，我都意识到了这一点。在临终时刻，患者不再小心翼翼，他们鼓起勇气去面对自己即将到来的结局。

后来我意识到，看到什么不重要，感受到什么才重要。

正如诗人和作家一直以来提醒我们的那样，爱是永恒的。当生命的终点临近，时间、年龄和虚弱都消失了，让位于对生命极大的肯定。临终过程是一种经历，它把我们和那些从一开始就爱我们的人、那些在中途离我们而去的人，以及那些最终回到我们身边的人联系在一起。用托马斯·杰斐逊的话来说："当我日渐老去，我才发现，我最爱的人，就是我最开始爱的人。"临终之人往往会踏上一段充满希望的旅程，在旅途中，那些曾经赋予他们生命意义的人再次拥抱他们，而那些伤害过他们的人则渐渐远去。

目睹了这么多死亡，我不能说自己已经完全接受"好"的死亡这个概念。世上没有"好"的死亡，只有好的人。死亡和临终只是对过去的延伸，我们怎样活着，就会怎样死去。临终过程无法总是与幸福或善良相调和，特别是如果一个人余下的生活与幸福和善良都没有关系的话，那这个人就更不会有"好"的死亡。尽管我常常为许多人所遭受的悲剧和创伤感到难过，却仍会惊异于人类的精神力量，它始终在想办法治愈我们心中曾经受伤或破碎的那一部分。对于那些在生活中被剥夺了成就感和幸福感的人来说，最后的希望和优雅可能就存在于这场治愈心灵的探索中。

在本书完结之前，我需要回到它是如何开始的。本书的准备工作很轻松。当我带着有关临终梦境和幻觉的研究项目联系上述那些故事的主人公时，患者和家人都愿意参与其中。我的感激之情难以言表，尽管表达感谢是惯例，但我的感谢有些多余，因为他们不是为了帮我才参与进来的。这些患者和家人不是因为我的邀请参与进来的，而是想做出自己的贡献。不管一个人病得多重，保持与他人的连接、对同类的善意是我们的人性中根深蒂固的存在，这就需要回馈他人。即使是那些留下来的人，也就是逝者的家人，他们也含着眼泪努力为别人做些什么，希望能给他人带去安慰，让大家更好地理解临终体验。

临终过程可能是他人所无法理解的，患者甚至会孤零零地走向死亡，但他们常常在可以继续表达自己、与他人联系并且仍然受重视的地方找到安慰。在对抗病魔的战斗失利很久之后，临终患者仍然继续拼搏，但他们不是要抵抗死亡，只是为了死亡和走向死亡。

他们努力与他人产生连接，努力找寻生命的意义，直到咽下最后一口气。不然，那些卧床不起、日渐虚弱的人，为什么要努力分享自己的故事呢？他们分享的不是我们常说的那些经过美化的版本，而是他们的真实感受，包括无边的痛苦、埋藏得深深的秘密、很久以前的失去，以及永恒的爱与智慧，这些都源于他们曾经经历过对他们来说很重要的事情。患者可能用几小时甚至几天讲述自己的故事，但并不是为了得到什么好处。这些故事构成了一个他们期待已久、向心而生的结局。

疾病和悲剧自然要求我们向内看，这是我们为生存而斗争的产物，也是我们对死亡与生俱来的抵抗。一旦疾病使我们失去了活下去的动力，转变就发生了。临终之人仍然珍惜生命，但不是为自己——而是为别人。他们向自己所爱的人表达关心，在动作中传递出善意和希望，甚至在他们说再见的时候也会这样做。他们的故事里，隐藏的是同样令人惊叹的内涵，被重复了一遍又一遍。

本书从这些最后的告别中衍生而来，传递了关于希望和优雅的故事。因此，我怀着崇敬之情（而不仅仅是感激之情），向那些为撰写属于他们自己的故事而做出贡献的患者和家人致以诚挚的谢意。他们相信，自己的声音虽然微弱，有时甚至都听不到，却始终非常重要。他们相信，这些声音终有一天会被这个世界听到。

致谢

本书根据患者的临终体验写成，他们的话语令我心存敬畏、备受鼓舞、深受启发。

对患者的诸多临终体验，只心存好奇或进行个案记录是不够的，应当由患者本人来讲述这些体验，也需要运用循证方法予以证实。本书以多项研究为基础写就，这些研究均由布法罗临终关怀中心的研究人员组成的团队负责。该团队人才济济，包括一位生化学家，多位临床医生，以及多位社会学家。我要向蕾切尔·狄普娜、凯特·莉薇、戴夫·比尔瓦、斯科特·赖特、德布拉·鲁茨吉威茨、詹姆斯·唐纳利、萨拉·库茨扎克等众位博士表达最深切的谢意。由衷感谢我的朋友兼幕后军师蓓·格兰特博士一直以来对我的鼎力相助。

我还要感谢我的朋友乔恩·汉德，他为我们的许多患者及其家人拍摄了纪实影片。乔恩饱含深情地拍下这些影片，每每回看时总会热泪盈眶。不幸的是，他在本书写作过程中离世了。安息吧，我的朋友。

临床行医，调查研究，写作出书，这一路走来，需要有人慷慨相助，需要太多人的真诚付出！

我走的每一步都有临终关怀中心的同事们陪伴，他们对工作孜孜不倦，对患者全心奉献，对生命常怀悲悯。为求达到最佳效果，我们的护理工作最大限度地纳入了各个学科的人才，从精神保健咨询师到音乐治疗师，无所不包。我们需要临终关怀中心的所有人参与进来，在这里，需要护理的不仅仅是疾病，更是人的生命。

由衷的谢意，我还要送给罗伯特·米尔奇博士。他是我的朋友、我的医疗合伙人、我的人生导师。他身上兼具外科医生的精湛技艺与社会正义斗士的威严气质。也许我应该请求他的原谅，原谅我一再偏离正轨，但我要为他的明智鼓掌，因为他知道何时才是转轨的最佳时机。我要感谢阿比·昂格尔，她的爱与支持让我确信，我应当将这些讲给诸位读者听。这项工作离不开她的协助。我还要特别感谢梅甘·法雷尔和约翰·坦格曼两位博士，谢谢他们的友情和分享，他们为我提供了非常宝贵的临床经验。

早在 2010 年，我曾对年轻的姑息治疗同事安妮·巴纳斯博士说，我们不应该首倡对临终体验进行研究，因为"没人会感兴趣"，她反驳我道："无稽之谈！"而今单单说一句"我错了"是远远不够的，我只能衷心地感谢安妮，感谢她在临终关怀工作中展现的远见和热情。

我并非一觉醒来就决定写这样一本书——但谢天谢地，我的挚友兼经纪人邦妮·索洛做了这件事。我的职业生涯一直游走在医学"边缘"，我从未想过我们那些患者的话还有人愿意倾听。然而，邦妮发现了这个项目，还巧妙地将该项目纳入本书。书中内容包含临终患者及其家人的话，他们的声音应当被听到，而邦妮则为他们做了更多。

　　本书的另外一位作者卡琳·马多罗锡安博士和我则是因马结缘。卡琳是纽约州立大学布法罗分校的英语教授，她把马寄养在我的马厩里。清理马厩时，我们经常会聊起这项研究或者本书，就这样聊了几年，我们俩便合作完成了本书的写作。这个过程是一次学习和交流体验，更是令人感到谦卑和无限感恩的奇妙之旅。本书也是一种有力见证——见证了人文科学相对于其他领域（如医学）而言的重要地位。对卡琳的情谊，以及她于医学科学中发现人性之美的天分，我一直心存感激。

　　本书深受早期读者的影响与引导——来自各行各业的许多朋友各抒己见，从驯马师到抽象派画家，再到医学伦理家：芭芭拉·格罗-瓦尔斯特罗姆、林恩·克尔、朗尼·莫尔斯、保罗·约翰逊博士及其爱人诺琳·约翰逊、特雷西·里斯、克里斯蒂·菲特纳、帕特里克·弗林、凯莉·克莱姆、萨莉·格林、雪莉·克尔、珍妮·马龙、简·卡罗尔等诸位朋友，感谢你们的无私分享与倾情相助。写书的过程中乐趣多多，其中之一，便是我回家陪伴母亲时，急忙穿过房间冲过去帮她给步行器转向，而手里还抓着稿子。想起来真是令人热情高涨！

　　本书有幸在企鹅兰登书屋出版，我想借此机会向卡罗琳·萨顿、汉娜·斯蒂格梅耶、玛丽·菲娜莫雷、法林·施鲁塞尔、安妮·科斯莫斯基、萨拉·约翰逊以及埃米莉·费舍尔等诸位，表达我最诚挚的谢意。

　　最后，我还要感谢我的朋友和家人，特别是我的女儿玛迪和鲍比。她们对我的支持、理解乃至包容，一直令我感到安心。尽管因这份职业我总是疏于陪伴孩子们，但我对她们的爱从未缺席！

参考文献

[1] Mitch Albom, *Tuesdays with Morrie* (New York: Doubleday, 2000).

[2] M. Barbato, C. Blunden, K. Reid, H. Irwin, and P. Rodriguez, "Parapsychological Phenomena Near the Time of Death," *Journal of Palliative Care* 15, no. 2 (1999): 30–7; S. Brayne, C. Farnham, and P. Fenwick, "Deathbed Phenomena and Their Effect on a Palliative Care Team: A Pilot Study," *American Journal of Hospice and Palliative Care* 23, no. 1 (2006): 17–24; Peter Fenwick and Sue Brayne, "End-of-Life Experiences: Reaching Out for Compassion, Communication, and Connection-Meaning of Deathbed Visions and Coincidences," *American Journal of Hospice and Palliative Care* 28, no. 1 (2011): 7–15; S. Brayne, H. Lovelace, and P. Fenwick, "End-of-Life Experiences and the Dying Process in a Gloucestershire Nursing Home as Reported by Nurses and Care Assistants," *American Journal of Hospice and Palliative Care* 25, no. 3 (2008): 195–206.

[3] Clara Granda-Cameron and Arlene Houldin, "Concept Analysis of Good Death in Terminally Ill Patients," *American Journal of Hospice and Palliative Care* 29, no. 8 (2012): 632–9; L. C. Kaldjian, A. E. Curtis, L. A. Shinkunas, and K. T. Cannon, "Goals of Care Toward the End of Life: A Structured Literature Review," *American Journal of Hospice and Palliative Care* 25, no. 6 (2008):

501–11; William Barrett, *Deathbed Visions* (Guildford, UK: White Crow Books, 2011).

[4] Barrett, *Deathbed Visions*.

[5] Atul Gawande, *Being Mortal: Medicine and What Matters in the End* (New York: Macmillan, 2014).

[6] Paul Kalanithi, *When Breath Becomes Air* (New York: Random House, 2016).

[7] Alan Watts, *The Wisdom of Insecurity: A Message for an Age of Anxiety* (New York: Vintage Books, 1951).

[8] Rainer Maria Rilke, "Letter to Countess Margot Sizzo, January 6, 1923," in *Letters of Rainer Maria Rilke, vol. 2, 1910–1926*, trans. Jane Bannard Greene and M. D. Herter Norton (New York: W. W. Norton, 1947), 316.

[9] A. Smith, E. McCarthy, E. Weber, I. S. Cenzer, J. Boscardin, J. Fisher, and K. Covinsky, "Half of Older Americans Seen in Emergency Department in Last Month of Life; Most Admitted to Hospital, and Many Die There," *Health Affairs* 31, no. 6 (2012): 1277– 85.

[10] Bernard Lown, *The Lost Art of Healing: Practicing Compassion in Medicine* (New York: Ballantine, 1999).

[11] Francis Peabody, "The Care of the Patient," *Journal of the American Medical Association* 88, no. 12 (1927): 877–82.

[12] Karlis Osis, *Deathbed Observations by Physicians and Nurses* (New York: Parapsychology Foundations, 1961); Karlis Osis and Erlendur Haraldsson, *At the Hour of Death* (Norwalk, CT: Hastings House, 1997); P. Fenwick, H. Lovelace, and S. Brayne, "Comfort for the Dying: Five Year Retrospective and One Year Prospective Studies of End of Life Experiences," *Archives of Gerontology and Geriatrics* 51, no. 2 (2010): 173–9; A. Kellehear, V. Pogonet, R. Mindruta-Stratan, and V. Gorelco, "Deathbed Visions from the

Republic of Moldova: A Content Analysis of Family Observations," *Omega* 64, no. 4 (2011–2012): 303–17; Brayne, Lovelace, and Fenwick, "End-of-Life Experiences and the Dying Process" ; M. Lawrence and E. Repede, "The Incidence of Deathbed Communications and Their Impact on the Dying Process," *American Journal of Hospice and Palliative Care* 30, no. 7 (2012): 632–9; Brayne, Farnham, and Fenwick, "Deathbed Phenomena and Their Effect on a Palliative Care Team."

[13] American Psychiatric Association, *Diagnostic and Statistical Manual of Mental Disorders*, fifth edition (Washington, DC: American Psychiatric Association, 2013).

[14] Brayne, Lovelace, and Fenwick, "End-of-Life Experiences and the Dying Process" ; James Houran and Rense Lange, "Hallucinations That Comfort: Contextual Mediation of Deathbed Visions," *Perceptual and Motor Skills* 84, no. 3, pt. 2 (1997): 1491–504; April Mazzarino-Willett, "Deathbed Phenomena: Its Role in Peaceful Death and Terminal Restlessness," *American Journal of Hospice and Palliative Care* 27, no. 2 (2010): 127–33; Fenwick and Brayne, "End-of-Life Experiences."

[15] Osis and Haraldsson, *At the Hour of Death*.

[16] Peter Fenwick and Elizabeth Fenwick, *The Art of Dying: A Journey to Elsewhere* (London: Bloomsbury, 2008).

[17] C. Kerr, J. P. Donnelly, S. T. Wright, S. M. Kuszczak, A. Banas, P. C. Grant,and D. L. Luczkiewicz, "End-of-Life Dreams and Visions: A Longitudinal Study of Hospice Patients' Experiences," *Journal of Palliative Medicine* 17, no. 3 (2014): 296–303.

[18] C. Nosek, C. W. Kerr, J. Woodworth, S. T. Wright, P. C. Grant, S. M. Kuszczak, A. Banas, D. L. Luczkiewicz, and R. M. Depner, "End-of-Life

Dreams and Visions: A Qualitative Perspective from Hospice Patients,"
American Journal of Hospice and Palliative Care 32, no. 3 (2015): 269–74.

[19] K. Levy, P. C. Grant, R. M. Depner, D. J. Byrwa, D. L. Luczkiewicz, and C. W. Kerr, "End-of-Life Dreams and Visions and Posttraumatic Growth: A Comparison Study," *Journal of Palliative Medicine* (forthcoming).

[20] Levy et al., "End-of-Life Dreams and Visions and Posttraumatic Growth."

[21] Jan Hoffman, "A New Vision for Dreams of the Dying," *New York Times*, February 2, 2016.

[22] Michael D'Antonio, *The State Boys Rebellion* (New York: Simon & Schuster, 2005).

[23] Gawande, *Being Mortal*.

[24] Franz Kafka, *The Diaries of Franz Kafka*, 1910–1923 (New York: Knopf Doubleday, 1988).

[25] Kalanithi, *When Breath Becomes Air*, epilogue.

[26] T. Morita, A. S. Naito, M. Aoyama, A. Ogawa, I. Aizawa, R. Morooka, M. Kawahara, et al., "Nationwide Japanese Survey About Deathbed Visions: 'My Deceased Mother Took Me to Heaven,' " *Journal of Pain and Symptom Management* 52, no. 5 (2016): 646–54.

[27] P. C. Grant, R. M. Depner, K. Levy, S. M. LaFever, K. Tenzek, S. T. Wright, and C. W. Kerr, "The Family Caregiver Perspective on End-of-Life Dreams and Visions During Bereavement: A Mixed Methods Approach," *Journal of Palliative Medicine* (forthcoming).

[28] Kelly Bulkeley and Patricia Bulkley, *Dreaming Beyond Death: A Guide to Pre-Death Dreams and Visions* (Boston: Beacon Press, 2005).

[29] Susan Sontag, *Against Interpretation* (New York: Farrar, Straus and Giroux, 1966).

[30] Jalāl al-Dīn Rūmī, *The Essential Rumi*, trans. Coleman Barks (San Francisco: Harper, 1995).

[31] Monika Renz, *Hope and Grace* (London: Jessica Kingsley, 2016).

[32] Kerry Egan, "My Faith: What People Talk About Before They Die," *Belief* (blog), CNN.com, January 28, 2012, http:// religion.blogs.cnn.com/ 2012/ 01/ 28 / my-faith-what-people-talk-about-before-they-die.

生命力系列丛书

试读

中信出版集团

目　录

从容变老：
重新审视你的一生

ELDERHOOD: REDEFINING AGING,
TRANSFORMING MEDICINE,
REIMAGINING LIFE

作者简介

路易斯·阿伦森是一位作家、医生，曾获得"医学人文科学金教授奖"。她是加利福尼亚大学旧金山分校的老年病学家、教育家和医学教授，还指导过该校的健康人文学科。她博士毕业于哈佛医学院，参加过沃伦·威尔逊学院的艺术硕士作家培训项目，曾获得人文主义金奖、加利福尼亚家庭护理年度医师奖，以及美国老年医学学会临床医师–年度教师奖。她的教学、教育研究和写作等成果也获得了无数奖项。她曾获得麦克道威尔奖学金和4次"小推车奖"提名。路易斯的文章和故事出现在许多出版物中，包括《纽约时报》《新英格兰医学杂志》《柳叶刀》等。目前，她住在旧金山。

内容简介

大家想象中的老年生活是什么样的？每天醒来都感觉腰酸背痛，起不来床，或者一下地就感觉膝盖僵直、视线模糊；吃饭时，手开始不由自主地颤抖，周围的世界不再清晰，对事物的感受也不再敏锐。一切声音、颜色有如被一层沉重的幕布盖着，直到这层布转移到我们自己身上……

当独立自主的生活无法维持时，我们应该怎么办？在生命临近终点时，我们应该和医生谈些什么？我们要如何优雅地跨越生命的终点？对于这些问题，大多数人缺少清晰的观念，只是把命运交由医学、技术和陌生人去掌控。

我们要优雅地老去，还是不堪地老去？

5 000 年来，人们将 60 岁或 70 岁之后的年龄定义为"老年"，这意味着人的一生在"老年"阶段往往会比在"年幼"阶段停留更长的时间。随着医学的进步，这一阶段将持续 20~30 年，甚至更久。然而，在这人生第二长的阶段中，我们却被疾病、恐惧、忽视和否定困扰。

作者通过 20 多年的从医经历，特别是照顾老年人的经历，并结合历史、科学、文学、社会文化来解读人们应当如何面对这一人生阶段。这漫长的岁月，应该是人生的黄金时期，喜悦与无奈并存，希望和勇气交织。而我们如何定义这一阶段决定了我们在人生最后阶段的生活质量。本书富有洞见、感人至深，并为我们提供了实用的"路线图"，告诉我们在面对衰老和死亡时可以做什么、应该做什么。

内文试读

前言

一开始这是一本关于人类衰老的书，但后来渐渐超出了这一范畴，变成一本关于医学和探索人生意义的书。作为一名医者和一个正在衰老的人，本书主题的转变让我也有些措手不及。它突然变得常规却又反主流，变得依据事实却也有故事支撑，变得深情款款却又充满偏见，有时高声呐喊，有时又悲痛不已，是快乐、惊喜、沮丧、愤怒的言语集合，同时也有对于老年、医学和美式生活的期望。

本书中的故事高度还原了我的记忆。对于同一种紧急情况或同一件事情，从医生、患者或者从护士、管理者以及亲属角度听到的版本常常大相径庭。记忆常常存在缺陷，容易被演绎，但它又很重要。记忆的视角常常取决于每个人的立场和身份，也取决于环境、角色、态度和价值观。

鉴于一件事情发生之后很快会有各种版本的演绎，并且随着时间的推移，版本会愈加繁多，我只能尽我所能地根据自己的想法和感受，保证事件的准确性与真实性。我在书中更换了患者的名字，也避免提到同事或者朋友的姓名。如果事先没有得到患者或者我的亲属的许可，那讲述他们的故事时，我会调整那些容易被看出的特有细节。采取这些措施不仅是出于对医学基本宗旨的尊重，也是出于遵守联邦的健康隐私规定，更是出于对很多给予我信任的人的感激。感谢他们将其健康托付于我，感谢他们教会了我关于衰老的体验，教会了我老年生活应该是什么样的，及老年人能活成什么样。

第一章

出生

做人，是我们的负担，也是我们的生活。我们不需要为此挣扎；我们需要做的是一件更加困难的事，那就是接受这一事实。

——詹姆斯·鲍德温

与许多医生一样，我选择从医是因为想帮助他人。但也与许多医学生的感受相同，我很快发觉医学教育更多关注的是化学结构、生物、疾病和器官，而不是人文精神和疗愈。

读研究生的第一年，我就认识了所有学院的院长，并且收集了其他研究生专业的招生目录，包括公共卫生、医学人类学、英语、公共政策和心理学。这也不难理解，作为一名历史学专业的学生并且已经选择了一所没有数学和科学成绩要求的本科学校，我几乎不太有希望学医。但我相信医学能够让我改变他人的生活，其他学科可能无法帮我达成这一点。两年内，我将那些精美的宣传册一直珍藏在自己的寝室，每到深夜，我便会钻研其中的各类学科介绍，时常会抑制不住内心的激动，就像是把小朋友放进了糖果店的感觉。这些压箱底的宣传册，帮我打开了一扇观察世界的窗。医学教科书和我所参加的讲座都未曾提供给我类似的对世界的观察。在这些课程和专业中，人类生命的特殊性、复杂性和模糊性被给予关注，没有把生命仅仅等同于毫无感情的细胞、部件或进程。

读研究生的第三年，我们开始进科室——一场充满了挑战和屈辱的严酷考验。看起来，频繁换地方、换人、换专业有时只是为了故意使我们保持焦虑和不安。

我们学会了如何在不睡觉、不吃东西、不上厕所，没有新鲜空气、没有干净衣服、没有时间流泪也没有时间休息的令人感到恐惧和恶心的环境中工作。这确实非常残酷，但对我来说，比起之前的两年，这已算好了很多。至少在每天结束工作时，我结识了活生生的人，了解了他们的故事，其中的内容有的引人入胜、令人深省，情节不亚于我喜欢的小说。在医院的工作经历，使我获得了如文学巨著般的对人类的深刻洞察力，同时，也使我获得了帮助他人的机会。我开始照顾患者，也开始认识到医学就是那个我想要从事的行业，虽然其他行业在本质上更吸引我，看起来也更适合我。每晚回到家，我觉得自己过得很充实，感到生命有了更大的价值，虽说我对世界的贡献并不大，但这种感觉美妙极了。

大约30年之后，我仍能从医生这份职业中获得快乐。我认识到，当今医疗体系常常忽视那些我在课程宣传册里搜寻到的知识，以至于违背了自己的使命。人类很多复杂的部件并不能被轻松地检测或者通过实验得出结论。虽然科学能够提供无价的信息，技术能够带来变革，但两者都受制于小部分使用科学和技术的人的利益和理念，无法解决整个人类目前遇到的棘手困难，无论是个体差异性，还是身体上的不适。这一情况在人们 60 岁以后变得愈加明显。作为一名老年病医生，我的患者也正处于这一年龄段。

2015 年的一个早上，天空雾蒙蒙的，我抵达了加利福尼亚大学伯克利分校，赴约拜会盖伊·米寇教授。听说每到秋天他就会和自己的医学新生做一项课堂练习，我想亲自观摩一下。

站在一间拥挤的教室前面，米寇教授要求 16 位医学生写下他们听到形容一个人"年老"时第一个闯入脑海的词汇。

"不要进行筛选，"他说，"只管写下来。"

米寇教授留着厚厚的银白色胡须，头发蓬松，犹如炸开一般，和爱因斯坦有几分形似；又因他接下来两个小时内所展现的广泛的好奇心和天马行空的想象力，我对他的这一印象又得以进一步加深。

医学和公共卫生专业的研一学生围坐在一个大圆桌前。该专业这样描述自己招收的学生："积极致力于改善全球卫生健康事业。"申请者的年纪大概是从 20 岁到 25 岁不等，他们的简历也体现了这一群体超凡的理想主义优良品质。

学生们开始在米寇教授分发的草稿纸上写起来，这样他还能收回学生们的回复，进而做一段时间内的趋势评估。一分钟过去后，他要求学生们停下来，再次重复要求，但这次他用了"年长"这个词。有些学生摇了摇头，感觉自己被戏弄了一把。

米寇教授和自己的学生做这项练习的习惯已经坚持了很多年。教室中的人换了一茬又一茬，但他们对于这两个词的反应一直没有什么变化。对于"年老"，学生的想法和感受并没有显现出变化的趋势，至少目前没有。

与"年老"联系在一起的词，最常见的有"皱纹""驼背""行动迟缓""秃头""白发"（一位学生给米寇教授写道"对不起盖伊"，这并不是在讽刺教授本人）。还有很多学生写了"虚弱""脆弱""无力""孱弱""疾病"。也有不少学生写下了"祖父母"之类的词，也有学生列出了自己母亲的名字。尽管医学生家长的年龄从快50岁到60岁出头不等，这一年龄段常常被认为是中年。有些学生写了"智慧"，但更多的学生选择了"悲伤""贬义""固执""孤独"。有一位学生写道："樟脑丸和陈腐的烟熏味。"

对于"年长"，学生们写的词就大不一样了，最常见的词是"睿智"，还包括"尊重""领导""经验""权力""金钱""知识"。

米寇教授的学生才刚开始第一个月的学习，而这一过程会持续几年。他们需要在医学院学习三四年，再经历3~10年的住院医生实习期和专科培训。在培养医生的过程中，医学课常常提醒学生要更关注这两个年龄阶段的患者：孩子和成年人。上完必修课和经历过轮岗并亲历过这两个年龄段的人群展现出从生理、社会行为到健康需求的差别后，医科学生需要在儿科医院还是普通医院，即成为儿科专家还是成年人疾病专家之间做出选择。如果医学生偶然间发现老年人占总体人口的16%，却占整体住院人数的40%，或者发现65岁以上的患者是最容易被医疗服务伤害的群体，那么这种认知不仅会被医学救治的偏向影响，也会被师长们的"旁敲侧击"干扰——"除非你喜欢给成人换纸尿布，否则别浪费时间"去学习什么老年医学。

米寇教授设计这项练习并不是为了让学生相信，作为医生，他们需要关注老年人并为其倾注时间。他知道自己无法成功。在几个月后的一个冬日早上，阳光明媚，我们再次见面，一起喝了一杯咖啡。他说问题的症结并不在于学生太年轻，还不谙世事。他与医院的同事及医学界以外的朋友分享过该练习，有些医生、护士或者朋友自己都算是老年人，但同样的两个词语，在他们那里得到的回复几乎没差别。他感到"年老"这个词已经不复存在，消失了，因为它充斥了太多负面意义，已经不再适合用于形容人。

米寇教授从口袋中掏出一支钢笔，扯过一张纸巾，画了一张基本图。"这是大多数人对老年的看法。"

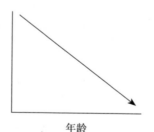

年龄

"那另外一个轴代表什么？"我问道。换句话说，随着自己从年轻到年老变化时，人们认为无法避免下降的是什么？

米寇教授盯着我说"任何东西"，他又说"所有东西"。

他所言极是。尽管该观点不免片面，但这是社会的普遍看法，包括老年人自己。米寇教授那些充满理想主义的学生、关心他们的朋友和同事用负面词汇定义"年老"，恰恰是因为这就是主流文化的观点。在历史长河的当下这一时期，该观点也被整个世界普遍接受。当然，对"年老"的单一负面评价并不能完整概括实际情况。对于"年老"的近义词"年长"的反馈，受访者倒是给予了积极评价，因为这些积极的因素同样是事实。这一分野反映了他们——包括我们——在思考老年话题时，缺失了点什么。或者至少，在面对生命的最后 1/3 阶段时，人们不再像关注生命的前 2/3 阶段时那样带着关切、好奇、创意和生机。

在我见米寇教授之前的几个月，和现在的很多医生一样，我有时会感到生气，感觉自己受到伤害并且孤立无援。我被那些伤害患者、损害医生及破坏我们整个医疗体系的人和事困扰。20 世纪的美国医疗体系关注的是外科整形和应对重大疾病，而非促使和帮助人们保持健康和活力。到了 21 世纪，美国医疗体系崇尚的是机器治疗、基因技术、神经元研究，专注于心脏病和肿瘤，而精神健康、步行、饮食、乏力或者轻微症状则很少被关注。相较于孩子和老人，成年人是美国医疗体系的主要关注对象；相较于家庭和诊所，美国医疗体系更加在乎医院和重症监护室。在这一体系下，治疗重于预防，单一器官重于整体健康，修复重于保健，共性重于个性，新治疗方法重于传统方法。

在这一体系中，作为一名老年病医生，为了获得患者所需，我几乎每天都需要与这些体系化的阻力去搏斗，虽然通常会无果而终。在这一体系里，（作为医生）那些对我来说重要的人和（作为人类）我所关心的人来说，真正有帮助的东西从来都不用花钱（患者花钱对我的老板和我所在的医疗机构很重要），我所做的这些工作也都不能算入日常的工作绩效（这对我很重要）。我的患者，无论是年逾古稀还是处于耄耋之年，无论是健康还是生病，无论是强壮还是虚弱，在经历几个月毫无成果的化疗后，或者长期处于重症监护中，用遍了各种高科技成像扫描技术，用尽了在这些患者的年龄段或者相当健康条件下还未证明有效的高价药后，常常会被要求做透析。虽然这一手段能够修复受损器官，但会摧毁患者的生活质量。

那些能令人更轻松、更有活力、更健康、更开心的器械——例如助听器，更多与医生共处的时间及能够帮助患者治疗慢性病并且有可能使他们不依赖外部医疗的运动课程，以上内容，大部分患者无法得到。他们无法得到医疗保健中最重要的两个部分：接受治疗优缺点的科学数据，以及人文关怀和与之配套的医疗资源。

在医学界，质疑医疗体系中的侧重点，即质疑医疗手段和医疗架构被视为禁忌。如果有人质疑，就会被认为是在发牢骚，或者不具备团队协作精神。这些年来，我要么把问题咽进肚子，要么在我提出一个对患者更有益、更人性化和更有效的医疗体系的问题时，会被人指指点点。就在2015年，我自己的健康出现了问题，视力下降、出现焦虑情绪，关节也有问题，这些身体的症状为我的现实生活制造了困难，也带来了我对思考人生存在意义方面的焦虑。这些变化迫使我不得不面对身体不适将长期存在的可能性，以及比预期早很多的残障问题。在我不断适应新现实的过程中，我对医疗体系在整个社会、文化体系、经济运行和政治中应起到什么作用的理解愈加深刻。

我的健康水平整体还好，但也伴随着一些慢性病症。在某一瞬间，我发现自己正好处于年轻和年老之间，这个位置恰恰给了我一个看待生命的全景视角。

大约 2 000 年以前，亚里士多德是这样定义整体的："其有始、有中、有末。"他通过三幕式戏剧形式呈现了这一概念，每个部分包括不同的场景，但服务于一个特有主题。大部分人的生命遵循相似的进程，从开篇到情节升华再到帷幕落下。在近代之前的人类历史中，人生这场大戏通常在第一幕就早早收场，并且一定是在第二幕之前就早早落幕，那时人类的平均寿命只有三四十岁。如遇到生产、事故或者感染，那人类的寿命又将进一步缩短。当今，人的寿命已翻倍。生命被拉长后，每一幕有了很多场景，我们大部分人也会进入第三幕。现在，除了幼年时代、成年时代，我们之中的绝大部分人还可以期待人生的第三幕，或者可以称为老年时代。这一阶段从 60 岁或 70 岁开始，会持续几十年。这一阶段不是第一幕或者第二幕的重复。人们常说人生如戏：人生这个大剧场上演着我们的故事的开始、高潮和大结局。

生命的后两幕会使我们感到惶恐。我们急切地拉长自己的老年阶段，使之变得更有意义，变得更加令人满意，但多数人不愿意像度过年幼阶段和成人阶段那样，满怀纯真地、未经修饰地憧憬度过自己的老年阶段。在我职业生涯的头几年，我以为自己已经了解了老年，并且知道如何为我的父母创造一个舒服和更具意义的人生第三篇章。但当我的父母迈入 80 岁，而我到了 50 岁时，我意识到自己当初理解错了。我发现自己也开始取笑老年人，对老年群体也抱有与周围人同样的感受。

直到那时之前，我一直认为老年病医生有专业的手段和知识，对老年应该是无所不知的。但如果老年病医生能够充分地解决老年问题，那么医疗系统的其他部门和医生不就都采纳我们的治疗理念和策略了吗？很显然，老年病学科对于老年来说，如医生常说的，是"必要但不充分"的条件，我开始思考中间遗漏了哪些环节。

我写这本书旨在通过用新的视角关注老年，继而弥补这些空缺。我从科学、医学、历史、人类学、文学和流行文化中抽取了关于老年的思考。我们是谁，我们关注什么，以及我们相信什么，这些价值观体现在我们治疗患者的过程中。虽然本书讲述了很多关于老人和患者的故事，但这仍然是一本关于生命的书。如果我们不想让自己的老年变成人生的垃圾时间，我们就需要审视自己当前采取的方式和自己为什么会采取这样的方式。

对于我们之中的很多人而言，人生的第三阶段都会更长，但也有差别。如果我们换个角度看这一阶段，这一阶段的人生可能会给我们带来新的感悟。如果我们重新审视并对这一阶段有了感悟，我们就能做出不一样的选择，而这一选择能使我们的老年生活变得更好。

爱并放手

TO LOVE AND LET GO

作者简介

瑞秋·布雷滕出生于瑞典，是《纽约时报》畅销书作者，也是世界著名的瑜伽教练，在全球各地教授瑜伽课程。瑞秋也在社交网络上分享自己的故事，她通过《纽约时报》畅销书《瑜伽女孩》同世界各地的人分享积极的情绪。她的照片墙账号@Yoga_Girl吸引了超过200万名关注者。

内容简介

本书为世界各地的读者呈现了一个感人至深、鼓舞人心的故事，讲述了作者是如何通过瑜伽应对人生中的悲剧、不幸和改变。

在前往加勒比海参加瑜伽静修的途中，瑞秋晕倒在机场，随后被送往医院进行紧急的阑尾切除手术。术后，当她睁开眼睛时却发现男朋友正在自己的病床边哭泣，她立刻意识到可怕的事情发生了。瑞秋很快便得知在自己晕倒的同一时间，她最好的朋友在一起车祸中丧生了。

接下来的两年，伴随着订婚和事业的发展，这本该是她人生中最快乐的一段时光，瑞秋却经历了一次又一次考验。从失去最好的朋友到祖母因病离世，再到母亲出人意料的自杀举动，瑞秋发现自己深深地陷入了抑郁情绪之中。当发现自己怀孕时，瑞秋决定将怀孕当作自愈和重生的契机。

瑞秋通过这部引人入胜的回忆录分享了自己抗击、克服抑郁情绪的方法，同时与读者们分享了自己如何看待生与死、爱与恐惧，以及为人母、为人女的意义，还有瑜伽神奇的复原力量。

本书金句

我想起在冥想中心悟得的一项重要心得：如果你处在人生的十字路口，扪心自问选哪边更能体会到爱，然后去做就是了。在当时的情形下——哪种选择更能体会到爱？留下，抑或是向前？我闭上眼睛，心里早已有了答案。向前走！

回家路上，我在仪式上发现的那束光一直留在我身上，从那之后就不曾离开过我。我收获了受益一生的启示。我们所抵抗的东西会持续存在。不管是痛苦、焦虑、恐惧、失败——无论什么情绪——都不要与之抗争。体验它。感受它。全情投入。屈服于它。接受它。顺其自然。它自会引领你走向光明。

我人生中最重要的感悟及成长时刻，都是从那些特别糟糕且痛苦的处境中获得的。我很庆幸自己经历过那些磨难，也学会了心存感恩地欣然接受这样的经历，即使受伤也无妨。实际上，伤害越深，我成长得就越快，最终才能学会放手。现在我知道了，人生路上出现的所有境遇，都是因为我们需要那样的经历。

内文试读

　　一切发生得太突然了。上一分钟我还和丹尼斯带着我们的狗——林戈——一起站在那儿等着登机，下一分钟我就撑不住倒在地上了，只觉得腹中一阵剧痛。那感觉就像有人将一把炽热的刀猛地插进我的内脏。随即我陷入昏迷。我醒来之后发现自己的头枕在丹尼斯的腿上。"你怎么了？"他问我，眼里满是恐惧。我虚弱得几乎说不出话来，只能勉强挤出"我的肚子"这几个字。我努力想坐起来，却做不到。这剧痛令我头晕目眩。有人帮我呼救，很快医务人员就来了。一番检查过后，他们说我的心脏没问题，脉搏平稳，血压正常。"我们要去医院再检查一下吗？"丹尼斯问道。我想说"去"。我活了 25 年，也算经历了些事，但是像现在这样备感五脏六腑刺痛的体验，从未有过。我觉得自己应该说"去"。我一定是生病了。我应该让他带我去医院。可我说了"不"。"我们不能错过这趟航班。快想办法去登机口吧。"

　　那是一趟短途航班，从阿鲁巴飞往博奈尔只需短短 30 分钟。那周我要在博奈尔带一个瑜伽休闲团。这个团早已被订满，团员从世界各地赶来，就为和我们一聚，无论如何我不能让他们失望。于是我下定决心要搭乘这趟航班。丹尼斯扶我站起来，但是我刚起身，那把看不见的刀子就又插进我的肚子，在里面不断搅动，我疼得脚一软，瘫倒在地。我想丹尼斯此刻一定在想，你疯了！太吓人了！我们必须去看医生！他不断恳求我，我却不为所动。"我们今天一定要去博奈尔！"我一脸严肃地看着他说道，"一个团的人等着我们呢。"

我拼尽最后一丝力气通过护照检查，整个人虚弱得除了登机牌什么也拿不了。我脸上尽可能装得无比坚强，内心却既恐惧又慌张。我这是怎么了啊？！我们一步一挪地到了登机口旁，我一下瘫坐在距离最近的椅子上。我浑身汗津津的，胃里一阵阵抽搐。我感觉自己要吐了，必须去趟卫生间。于是我弓着身子，步履蹒跚地走到卫生间，用力去开小隔间的门时却摔倒了。我难受得站不起来，只好像胎儿一样蜷着身子，躺在冰冷的地板上。我会不会死啊？我伸手从包里拿出手机想向丹尼斯打电话求救，就在这时却听到内心有个声音在说："站起来！别躺着！站起来！"站起来！我对自己说。别躺在地上！

当时我甚至都搞不清自己究竟为什么急着上那架飞机。真的是因为不想让自己的团员失望，还是因为我在逃避眼前发生的一切？不管真实原因是什么，我还是决定不回头。我把手机放回包里，用力扶着墙，慢慢站起身来。我看向镜子，里面那张没有血色的脸正对着我，仿佛想让我认清现实，赶紧认输。但我没有被吓住。我对自己说，继续向前走，一步一步来。

我终于回到丹尼斯和林戈身边，和他们一起等着登机。我们仿佛等了一个世纪，其间我的肚子疼得要命，里面好像着了火一样。钟表上的指针慢得仿佛忘记了转动。终于熬到可以登机了。我拿着登机牌走向乘务员，准备检票时，看到的却是一张因为害怕而扭曲的脸。她惊呼："您不能登机！您肯定生病了！"我虚弱极了，额头上都是汗，视线也很飘忽。尽管如此，我还是努力让自己平静下来。"我要去博奈尔。"我坚定地说。乘务员看着我，说："尊敬的乘客，这趟航班的确是飞往博奈尔的，但是您不能登机。"我咬紧牙关强忍着剧痛和沮丧，就为登上这该死的飞机，好坐下来歇口气。"请您务必让我登机啊！"我恳求道，"求您了，求求您了！我的身体没问题，我保证。我只是普通的肚子疼，不会有事的。我只是想搭这趟航班去博奈尔而已。"至今我都没想明白为何她最终让了步。"您到那里之后会去看医生吗？"她问我。"会的，我保证。""那就进去吧，"她指着登机口对我说，"快点，别让值班经理发现你们。"

我本指望进了登机口就能看见飞机，没想到只有一辆机场巴士停在那里。车外酷热难耐，车里极其拥挤。一想到还要坐车过去，我就再也忍不了了，即使路程很短也不行。丹尼斯带着林戈和我们的行李先上车，然后把我扶上车去。我抓住把手，抓得紧紧的。我那一头长发紧紧贴在后背上，我能感觉到脸上一直在滴汗。车里怎么这么热？机场巴士引擎轰鸣，一路向前，我突然特别想吐。我不会吐，在我做不来的事情中，这件事可是位居榜首的。自从十几岁的时候独自干了一整瓶伏特加之后，我就再也没有吐过。但就在那辆巴士上，我觉得自己马上要吐了。我发疯似的到处找塑料袋、垃圾桶之类的东西，任何能装呕吐物的东西都成。能不能别让我在下车之前吐在这辆该死的车上？

不多时，刺耳的刹车声音响起，巴士总算慢慢停了下来。车门还没完全打开，我就急不可耐地挤了出去。登机舷梯的顶端，站着那个方才检查我登机牌的乘务员。她怎么这么快就过来了？她瞪着我，我想如果自己现在吐了，她肯定不会让我登机。我拼了命转到车后，弯下身来，肚子里的东西一股脑儿全吐在了飞机跑道上。我用衣袖擦了擦胳膊，走上舷梯进入机舱，瘫倒在自己的座位上，然后就什么都不知道了。醒来时，我发现自己在一辆出租车里，身旁是丹尼斯和林戈，出租车一路向博奈尔当地的急诊医院疾驰而去。博奈尔是加勒比海地区的一座小海岛，人口只有1.5万。那里的医院特别小，产科病房紧挨着临终关怀病房。离世的地方就是降生的地方。医院的两位医生为我做诊疗，身高都很高，看面相像荷兰人。他们对我的腹部"指指戳戳"一番检查过后，做出了初步诊断：可能是阑尾破裂。为了进一步确认病情，他们说我必须接受超声波检查，但是整个岛上只有一位专门做超声波检查的医师，而且他赶过来要很长时间。在此之前，他们会给我注射吗啡来缓解疼痛，医生说完就走了。

这种疼痛实在难以忍受，我这辈子还从来没有体验过。吗啡到底在哪里？都好几个小时了，难道没人知道我要疼死了吗？我简直痛苦到了极点。终于，一个护士带着输液针走过来，他给我挂了静脉点滴。看着第一剂吗啡一点点进入胳膊，我满怀期待地舒了口气。护士对我说："亲爱的，深呼吸，再过一分钟就不疼了。"

我从未注射过吗啡，但听说过，在电影中也看到过，我满以为这东西能快速缓解我的疼痛。可我疼得直翻身，一直在等着药起作用，结果事与愿违。15分钟过去了，我侧着身、蜷着腿，疼得直叫。医生又给我加大了剂量，仍无济于事。在我感到几乎无力回天之时，那位做超声波的医师赶到了。至此，距我倒在机场已经过去了7个小时。医师说："听说你阑尾穿孔了，我需要立刻给你做超声波检查，确保他们不会不明不白地就给你做手术。"

丹尼斯握着我的手，医师在我肚子上涂了层冰冰的凝胶。这奇怪的感觉似曾相识。从前，我曾想象过这样的场景，我想起来了：丹尼斯紧紧握着我的手，我们俩紧盯着那台小型监视器，医师往我肚子上涂凝胶……这种感觉太熟悉了。我肯定梦见过这个场景。从我和丹尼斯相遇的那一刻起，我就知道，有一天我们会结婚。我多么希望自己会魔法，能把我们俩带到未来，带到即将为人父母的那一刻，而非今天这样的境况。那一刻我们备感幸福，等着听我们未来宝宝的心跳声。无论如何我都不能待在这个令人恐慌的地方，我得搞清楚这折磨人的疼痛是否会要了我的命。丹尼斯紧紧攥着我的手。那个医师手持设备在我的肚皮上按压，开始扫描。几分钟后，医师一脸困惑。丹尼斯问道："怎么了？"他从未见过我这样，我一直是个适应性很强的人，应对疼痛不在话下。从他脸上的表情我看得出他吓坏了。"到底怎么了？情况比刚刚西拉医生想象的还糟糕吗？"那个医师摇摇头，说："不是，我……我什么都没找到。没有任何迹象表明有组织断裂或是肿胀。单从扫描结果来看，你健康得很啊！"我愣住了，"可是，好疼啊！"我低声道，"我知道身体肯定出了大问题，我感觉自己就要死了！"

医生们也是百思不得其解——这疼痛感从何而来？为什么超声波检查什么都显示不出来？为什么吗啡不起作用？很快我便神志不清了。我看到了种种幻象。那剧痛像炽热的岩浆一般，一波又一波地向我袭来，太耗体力。个子更高的那位医生回来了，满脸担忧。他不再跟我当面交流，而是直接对丹尼斯说："在没搞清楚状况的情况下，我们一般不会给患者做开腔手术，可眼下她疼成这样，我们也别无选择了。她明早要进行手术，不过在此之前，状态不能像现在这样。她已经脱水了，吗啡也没用了。我要再给她注射一大剂吗啡，这次的量足以让她睡着。"

我听到那个医生在说话，但听不清他在说什么。我想象着自己体内有一团烈火在熊熊燃烧，里面发出嗞嗞声，一股黑烟从肚子上飘出来。这情境很像早些年我在一次死藤水仪式上体验的经历。当时我通过幻觉看到了许多可怕的东西。我记得那次直到自己彻底放手，彻底屈服于自己将死的恐惧时，我才摆脱了噩梦。我不知道自己现在是不是快要死了，但这种感觉肯定是要死的感觉。我只知道自己疼得实在难受，也能感觉到丹尼斯在轻轻地摇我的肩膀，想帮我恢复意识。"宝贝，乖。"他轻声说，"他们要给你注射点药，让你睡一觉，行吗？还是吗啡，这次量大，你就不会疼了。但你可能得一直睡着，可以吗？"我含混不清地说："随他们便吧。我快要被烧死了。"

过了几分钟，高个子医生回来了，往我大腿上推了一针。他说："去吧，去睡一觉吧。"我闭上眼睛，那团火开始从深红色变成橙色，再变成淡黄色，最后变成蓝色。突然，我猛吸了口气，我能感觉到那口气吞噬了消耗我体力的火焰，在我体内腾出了一点空间。我再一吐气，疼痛消失了！这疼痛，就那么消失了！这种感觉简直妙不可言！我感觉自己好像漂浮在一片冰凉而又寂静的海上。周遭的一切是那样寂寥、平静。

　　我越漂越远，就在此时响起一阵手机铃声。谁打来的？我努力保持清醒，听到丹尼斯在我包里翻手机。是路易吉打来的，他是我在哥斯达黎加最亲密的朋友之一。他一定听说我在医院的事儿了，我心想，等会儿我就告诉他我没事。丹尼斯把手机贴在我耳朵上。"我没事，"我有气无力地说，"我在医院，但没事。现在已经不疼了。""医院？"路易吉在电话那头问道，听起来像没明白怎么回事。他的声音里还透露着其他信息，究竟是什么我也说不准。"你为什么在医院里？""不知道。"我回了一句，只听到自己含混不清地咕哝着，"但现在没事了，啥事都没有。"路易吉沉默良久，等他再开口时，我就知道肯定出什么事了。我尽力保持清醒，好听清他说话。"亲爱的，我不知道该怎么跟你说这事。出了点儿意外。是安德烈娅，安德烈娅出事了！"我不懂路易吉在说什么，为什么要说安德烈娅？她是我最好的朋友，这几天跟她男朋友在看演唱会，我们就没怎么联系。路易吉到底在说什么啊？安德烈娅出事了？！

　　一股恐惧向我袭来，可我怎么也理不清头绪。这种感觉并不真实，像某种非常遥远的东西，在一个特别遥远的地方。我和安德烈娅是彼此的灵魂伴侣，有时就像同一个灵魂分住在两个身体里。我与她早已难分彼此了。我们能体会对方的痛苦，明白对方的想法。我强撑着问他："怎么了？我能跟她说句话吗？""不行。"路易吉拒绝道，听得出他在电话那头强忍着悲痛。我催问他："路易吉，她到底怎么了？快说呀！"我死死抓着手机，因为太用力，手指关节都是白的。他深吸一口气，终于开口了，跟我说了一个西班牙单词"Falleció（死了）"。我的心僵住了！眼前瞬间天旋地转，手机掉到床上。"你能跟他说吗？"我恳求丹尼斯，"我太累了。"我侧过身来，紧闭着双眼，脑海中回响着路易吉刚刚说过的话。Falleció，我的西班牙语说得很好，可以前从未用过这个词。我知道这个词的意思，因为曾经听过。现在，躺在异国他乡的病床上，我却怎么也理解不了其中的含义了。我脑中浮现这个词的拼写，F-A-L-L-E-C-I-Ó，其背后暗藏了某种可怕的含义，我不确定究竟是什么。我断定自己还没准备好面对这层含义，还是过些时候再想吧。海水将我拖向远处，我任由它带着我走远。

不知是夜里什么时候我醒了过来。丹尼斯就坐在我身旁，正掩面而泣。他可是从来不哭的。于是那种感觉再次向我袭来。恐惧。这恐惧就像一朵云，遥不可及。路易吉的声音回荡在我的脑海，Falleció。恐惧攫住了我的心。我不想待在这里！心里这样想着，我闭上了双眼。那片海水又滚滚而来，召唤着我，我一头扎了进去。

忽然之间，我到了一个新地方，还是一家医院，但不在博奈尔。我正站在走廊里，周遭全是刺眼的白色。我穿着病号服和粉色蕾丝内衣。有个女孩站在走廊的尽头，指尖捻弄着黑色的发梢。她转身与我相望，我笑了。是安德烈娅！我朝她走去。她拥抱着我，仿佛有一个世纪那么长，我们就那么站着，紧紧相拥。

"我觉得出事了，"我不安道，"我觉得自己在医院里。"

"我们俩都在医院里，好吧？"安德烈娅笑着说。

果然出问题了！我心里很怕，可看到安德烈娅的笑容，又恢复了平静。

"你能过来跟我待在一起吗？"我问她，"我不想一个人醒来。"

"不行，"她拒绝道，"我不能，我得走了。"

我们两人同在一家医院，却住在不同的病房，这似乎有点说不过去吧？我们应该把两张床拼到一起，这样我就能读书给她听了。从前在哥斯达黎加的小镇多米尼卡尔时，我们俩就是这样。

"求你了，不要走。"我恳求道。安德烈娅的脸庞散发着光芒，看上去太美了，我真想摸摸她啊。

"我在这儿，我一直都在这儿。"她嘴里这样说着，却不断往后退。

我试图抓她的手，却怎么也够不着。走廊那么长，她又那么远，我几乎看不到她。

灯光太刺目，我只好闭上双眼。再睁眼时，安德烈娅已不见踪影。

阳光透过窗户照进我的房间。我手腕上戴着一个塑料手环，上面写着我的名字。我心中暗想，是的，我还在医院，还在博奈尔。我环顾四周，看到了丹尼斯。他的眼睛红红的。见我醒了，他握着我的手，好像有什么话要说，却又咽了回去。过了一会儿，他问我："你还记得昨晚的事吗？"

"什么意思，那些医生吗？"

"不是……没事了。"他含混道。

我本想问他刚才要说什么，却没有问出口。

"他们很快就过来带你去做手术了。"他说。

"嗯。"

"你的衣服得脱掉，手链也要摘下来才行。"

我的手链真是不少，有些是在旅途中买的，其他的都是别人送的，那款象征友谊的手链我和安德烈娅人手一条。手链大多套在我的手腕上。

"医生说这些手链都得剪断。"丹尼斯说。

他拿着剪刀，俯身靠近我。"不行！"我大叫起来。"我需要这些手链！你不能剪！告诉医生，如果非要剪，我就不做手术了！"

"好吧。"他无奈道。

丹尼斯走出病房，回来时带了一卷纱布。"可以用这个包住你的手腕，"他说，"这样就不用剪断手链了。"

"好。"

时间一分一秒地过去，不知不觉中我又睡着了，直到护士推我进手术室时才醒。

丹尼斯俯下身来吻了吻我。"我就在这儿等着你回来，好吗？"我当时害怕极了，为什么要做手术？我不记得原因了。"我不想做手术，求求你，别让他们带我进去！"我苦苦哀求着他。

丹尼斯含着泪水安慰我说："一切都准备好了，你只管睡一会儿，醒来我就在你身边了。"

"我觉得肯定出什么事了。"我惶恐道。

丹尼斯看着我说："现在不说这个。我爱你。"

我紧紧闭上双眼。再睁开眼时，我已经躺在无菌室了，头上方有一道明亮的白光，几个医生俯身看着我，手里忙活着。有人正往下脱我的病号服，见我醒来便突然停了手，问道："他们没告诉你内衣也要脱掉吗？"

我低头看了眼，除了一件粉色蕾丝内衣，我什么都没穿。

这种感觉很怪异，甚至有点下流，在这样一间无菌室里，我只穿一件蕾丝内衣。

"我们要剪开你的内衣了。"

"好。"

护士给我戴上了氧气罩。"10，9，8……"那片海又把我带走了。

我醒来时，光都不一样了，丹尼斯守在我身边，他果然没有食言。我用手摸了摸肚子，上面裹了三团纱布，外面好像用某种塑料材质的东西又固定了一层。我只觉得那里生疼。丹尼斯握着我的手，我看着他，这个男人眼里充满了泪水。Falleció。我脑中浮现出这个黑色加粗的词，这几个字母透露的某种含义，我还没有做好准备面对。我心想，如果我不问那个问题，也就不必知道那个答案了。于是我反过来让丹尼斯告诉我刚刚的情形。

"你的阑尾发炎了，医生给切除了。"他说。

"哦。"

他张了张嘴打算继续说，却止住了话头，双眼写满痛楚。病房里一片死寂，我们沉默了许久。

"安德烈娅在哪里？"我终于还是问了这个问题。

泪水顺着他的脸颊落下。"她出车祸了。"他哽咽道。

"她还好吗？"

我其实已经知道答案了。

丹尼斯摇摇头。

Falleció，这个词源于不及物动词fallecer（死亡）。Fallecer。去世。死去。亡故。

世界一片漆黑。

后来他们告诉我，我一直在高声尖叫。晚些时候，医生给我讲了手术情况之后，还有人在我床边的桌上放了一小盘吃的，随后丹尼斯离开病房去了卫生间。这时我伸手去拿手机，输入安德烈娅的手机号，电话直接切进了语音信箱。奇怪。我暗自思忖。我过会儿再试试吧。还有3个月我就要举办婚礼了，安德烈娅还没见着她的伴娘服呢。衣服在瑞典，挂在我爸爸家里，正等着我们所有人回去呢。伴娘服是灰蓝色的。我和伴娘们建了一个聊天群，有奥利维娅、罗丝、杰茜卡、马赛厄斯（这家伙是伴郎！），还有安德烈娅。我们每天都在群里聊天，商量婚礼细节，花了很长时间才决定伴娘服选海沫绿还是灰蓝色。安德烈娅想要灰蓝色的。

我又拨了她的电话，依旧无人接听。

我打电话问路易吉，安德烈娅在哪里。他在哭。安德烈娅从海滩开车回家，走错了车道，一辆货车迎面撞了过来。整整一天之后，她离开了人世。两次都送错了医院。一切都乱套了。路易吉说话的时候，我感觉自己在渐渐漂远。这就是灵魂出窍的感觉吧？我在听他讲话，却听不懂他在说什么。这都不是真的！这一切其实都没发生过！我努力想听懂他的话，但还是做不到。在随时可能醒来的梦里，听别人说这些话又有什么意义呢？路易吉继续说着。我知道这对他而言十分重要，他希望自己能亲口把这些讲给我听；我知道他在小心翼翼地措辞。他还提到那家医院和手术的事，说到安德烈娅与死神抗争的 8 个小时。最后那句话击中了我，一下把我拉回了现实。8 个小时？我在心里算了一下，随后的结果让我撕心裂肺，难过得喘不上气来！就在我疼痛难忍的那几个小时里，安德烈娅已奄奄一息。我在机场倒下的那一刻，就是她遭遇货车撞击的时刻。我感受到的那把插进我内脏的炽热的刀，也是她正在承受的痛。医生给她做胃部手术，以防体内大出血。我俩的疼痛来自同一个地方。她的心跳停了两次，医生竭力抢救她。这不是我的痛苦，而是我们的。是她的。

　　我的疼痛消失的那一刻，我深吸一口气的那一刻……却是安德烈娅在这人间的最后一刻。